Jaya Herbst

Evas Rippe – Adams Apfel

Jaya Herbst

Evas Rippe – Adams Apfel

Mut zu neuen Rollen in der Partnerschaft

Kösel

FSC
Mix
Produktgruppe aus vorbildlich bewirtschafteten Wäldern und anderen kontrollierten Herkünften

Zert.-Nr. SGS-COC-1940
www.fsc.org

Verlagsgruppe Random House FSC-DEU-0100
Das für dieses Buch verwendete FSC-zertifizierte Papier *Munken Print* liefert Arctic Paper Munkedals AB, Schweden.

Umschlag: 2005 Werbung, München
Umschlagmotiv: fotolia
Illustrationen: Peter Herbst, Mannheim
Druck und Bindung: GGP Media GmbH, Pößneck
Printed in Germany
ISBN: 978-3-466-30758-6

www.koesel.de

Inhalt

Was zählt, ist nicht, wie ungeheuer die Aufgabe ist,
sondern wie groß unser Mut ist

Matthieu Ricard

Die Paarbeziehung – ein gescheitertes Modell?

Scheidung, so heißt inzwischen eine häufig praktizierte Lösung für drängende Paarkonflikte. Das Risiko Ehe wird vermieden, in den Städten mehr noch als auf dem Land. Laut Statistischem Bundesamt wurden allein in Deutschland im Jahr 2005 201.693 Ehen geschieden und nur 388.451 Ehen geschlossen. Deprimierende Werte!

Ehen werden als eine Art Wegwerfgut gehandelt – es grassiert die »Hire-and-fire-Mentalität«. Ehen sind so lange nützlich, wie sie anstrengungsfrei funktionieren und möglichst hohen »Gewinn« abwerfen. Kommt Frust auf, dann einfach weg mit dem unbequemen Partner.

Innere Anstrengung, Selbstüberwindung, Verzicht oder Vergebung? Was für unbequeme Worte! Ihnen haftet der Mief von religiöser Indoktrination an und ihre Umsetzung ist mit zu viel Mühe verbunden. Das Leben sollte »easy« laufen, im »Flow« sein und möglichst ausschließlich dem Vergnügen dienen. Also: Warum überhaupt noch verbindliche, auf Dauer angelegte Paarbeziehungen? Betrachten wir unsere Lebensabschnittspartner doch einfach wie unsere Autos: Wir tauschen sie gegen ein neues aus, wenn die Reparaturen beginnen! Mit dieser weitverbreiteten Haltung scheint mir der »Trend zur Drittehe« nicht verwunderlich, sondern eher folgerichtig.

Aber wer wird die Rechnung bezahlen, wenn wir vor der Bankrotterklärung einer gescheiterten Ehe stehen? Mit

Ausnahme der wenigen Fälle, in denen eine Scheidung tatsächlich eine konstruktive Lösung darstellt, bleiben ausschließlich Verlierer zurück. Emotionale Verlierer, finanzielle Verlierer und – nicht zu vergessen – die Kinder als Verlierer.

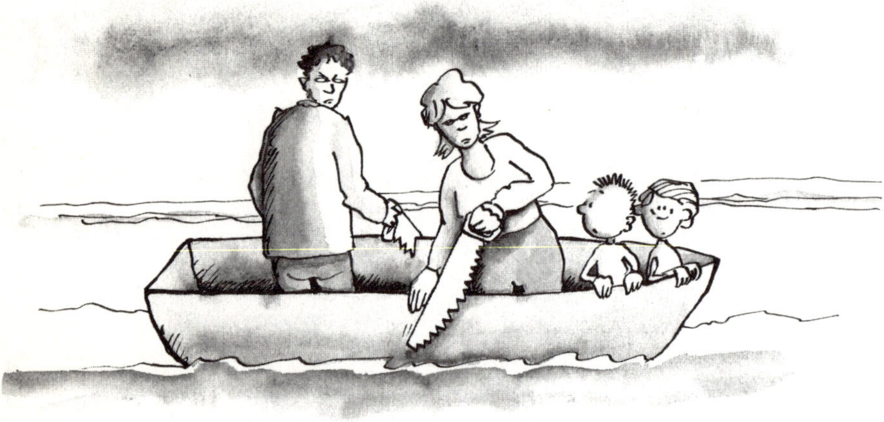

Und doch, erwartungsvoll in die Zukunft blickend, wagen immer wieder Paare den Schritt in eine dauerhafte Beziehung, denn die Sehnsucht nach Geborgenheit in einer guten Bindung ist enorm. Sie sind vollkommen sicher, nicht zu denen zu gehören, die nach einigen Jahren auf einen Trümmerhaufen verletzter Gefühle, von Kränkungen und Zweifeln an der eigenen Bindungsfähigkeit blicken.

Dessen ungeachtet zeigt uns ein Blick in den Alltag von Paarbeziehungen, die mehr als zwei Jahre Bestand haben, wie häufig sich zwischen dem Wunsch nach einer guten Partnerschaft und der gelebten Realität ein breiter Graben auftut. Immer mehr sehen schwarz beim Thema Partnerschaft, um dann, letztendlich aus Resignation, als Single zu leben.

Ein neues Wort wurde geboren: der Lebensabschnittsgefährte oder -partner. In dieser Wortschöpfung drücken sich für mich quälende Zweifel an der eigenen Bindungsfähigkeit aus. Die rituellen Worte des ursprünglichen Eheversprechens »In guten wie in schlechten Zeiten« scheinen zu einer romantischen, ein bisschen antiquierten Vorstellung verkommen zu sein, an die kaum noch jemand glaubt.

Für frühere Generationen waren die Dinge in Sachen Paarbeziehung noch einfacher. Klare Rollenzuschreibungen gaben Sicherheit und ließen viele Probleme erst gar nicht erst ans Tageslicht kommen.

Über Jahrhunderte wurde das Thema Paarbeziehung durch die Kirche geregelt. Die Frau galt als ein dem Mann untergeordnetes Wesen, dem männlichen Wohlwollen mehr oder weniger ausgeliefert. Männliche Destruktionen musste sie als Folge der Ursünde über sich ergehen lassen. Scheidung war nicht vorgesehen, nicht einmal denkbar – und wenn doch, dann konnte ein Mann seine Frau »verstoßen«. Eine in Indien und vielen moslemischen Ländern noch heute übliche Praxis. Neben einer gehörigen Portion patriarchaler Doppelmoral sollten Belehrungen über Sünde, Verzicht und Tugend oder Durchhalteparolen über Glaube und Hoffnung das System Ehe am Leben erhalten. Die meisten Religionen versorgen uns heute noch großzügig mit Verschreibungen, wie eine Frau, wie ein Mann sein sollte. Sie verteidigen antiquiertes Denken von weiblicher Unterlegenheit und schüren damit den Geschlechterkampf.

Zu Beginn des 20. Jahrhunderts kam Bewegung in diese unzeitgemäßen Muster, wenigstens im europäischen Raum. Das Naziregime bedeutete nochmals einen Rückschritt, aber spätestens seit Ende des Zweiten Weltkrieges ist die Ordnung zwischen Männern und Frauen mit ihren überalterten Rollenvorstellungen endgültig Vergangenheit.

Frauen waren jetzt gezwungen, männliche Rollen zu übernehmen. Kamen dann ihre vom Krieg meist traumatisierten Männer zurück, waren deren Frauen oft – glücklicherweise – nicht mehr bereit, in ihre früheren weiblichen Rollen zurückzufallen. Viele Ehen entfremdeten sich, kriselten, nur die Angst vor der mit einer Scheidung verbundenen sozialen oder kirchlichen Stigmatisierung hielt häufig die Ehepartner noch zusammen.

Etwas brach in dieser Zeit auseinander. Es brach aber einfach nur auseinander, denn neue, konstruktive Beziehungsmodelle waren noch nicht vorgegeben, sondern mussten erst erarbeitet werden. Ein längst begonnener Wertewandel beschleunigte sich. Die Kirche verlor noch mehr an Macht und Bedeutung für die Menschen. Die kirchlichen Lösungen für den Umgang mit Paarbeziehung funktionierten nicht mehr.

Die 68er-Generation verhieß sexuelle Freiheit und forderte zur Selbstverwirklichung auf. Ehepartner, die aus Verpflichtung und Abhängigkeit früher zusammenblieben, fanden jetzt den Mut zur Trennung. Scheidungen wurden – endlich – nicht mehr sozial geächtet, sondern zu einem Weg, sich von unbefriedigenden, einengenden Beziehungsmustern zu befreien. Eine notwendige Entwicklung, denn die bisherigen Beziehungsmodelle basierten häufig auf Unfreiheit und Konventionen, oft auch auf Unterdrückung und Abhängigkeit. Gleichberechtigung und Freiheit waren also angesagt. Freie Sexualität und die Zerschlagung der Kleinfamilie schienen die Lösung zu sein. Aber so richtig hat das auch nicht funktioniert: Die einen wollten nicht auf ihre Kleinfamilie verzichten, die anderen taten sich schwer, die propagierte Gleichberechtigung auch zu praktizieren. Und der freien Sexualität stand – verschämt unterdrückt natürlich – die Eifersucht im Weg.

Und so wurden einige Jahre später der »Softie« und die »Emanze« geboren. Frauen kämpften in der feministischen Bewegung jetzt für die Rechte der Frauen, Männer setzten sich in Männergruppen reumütig mit patriarchalen Strukturen auseinander und waren bereit, ein neues Verständnis von Männlichkeit zu finden.

Nur, die hoffnungversprechende Entwicklung hatte leider keinen Bestand. Bereits in den 90er-Jahren bekamen die Begriffe »Softie« und »Emanze« einen abwertenden Beigeschmack. Es sollten wieder »richtige« Männer her und auch die Frauen sollten bitte schön wieder etwas weiblicher werden. Latzhosen, Gesundheitsschuhe und Väter mit Kinderwägen – ade!

Statt, wie in den 68er-Jahren erhofft, zu mehr Individualität und zu wirklicher Gleichberechtigung zu kommen, willigen wir heute mehr und mehr in »geklonte« männliche und weibliche Einförmigkeit ein. Die Lösung scheint heute vielen in der Rückkehr zu polarisiertem weiblichen und männlichen Verhalten zu liegen, mit einer gehörigen Portion zur Schau getragenen Fassade von »easy going«: anstrengungsfreie Beziehungen, die den Beteiligten nichts abverlangen, zusammengesetzt aus Vergnügen, Spaß und Leichtigkeit und vor allem perfekten Körpern. Das führt zu Erotikstress; und betrachtet man die ungeheuren Summen, die wir für Kosmetika, schönheitschirurgische Maßnahmen und Fitnessstudios ausgeben, dann scheint das mit dem »easy going« auch nicht so recht zu klappen.

Die Medien haben das Thema fest im Griff. Sie überfluten uns mit den gleichen stereotypen Bildern von Männlichkeit und Weiblichkeit, auf allen Kanälen und allen Titelblättern auf jeder Werbefläche. Prägende Bilder, mit denen sich viele Menschen identifizieren. Die Werbung suggeriert uns, welche Produkte wir kaufen sollen, um dann die in Bild und Ton gezeigte Wirkung an uns selbst zu erfahren und dadurch attraktiver, sprich »weiblicher« oder »männlicher« zu werden.

Unterordnung unter kirchliche Leitsätze, sexuelle Revolution und Zerstörung der Kleinfamilie, Frauen- und Männerbewegung, polarisierte Weiblichkeit und Männlichkeit – lauter Anstöße, um das Miteinander zwischen Frauen und Männern qualitativ zu verbessern. Aber wie die anfangs geschilderten Scheidungszahlen beweisen, scheint all diesen Ansätzen kein Erfolg beschieden zu sein. Das Risiko »Ehe« wird mehr denn je argwöhnisch beäugt, aufgeschoben und vermieden, mittels Gütervertrag wird das Scheitern rechtzeitig abgepuffert.

Die eigene Beziehungsfähigkeit, die Sehnsucht nach und die Lebbarkeit von beglückenden Liebesbeziehungen, das sind Themen, die uns heute mehr denn je beschäftigen und fast für jeden zu bestimmten Zeiten eine existenzielle Bedeutung erhalten. Reihenweise füllen Ratgeber über Paarbeziehung die Regale – Sie halten gerade einen weiteren in den Händen!

Warum ein weiterer Ratgeber? Dazu möchte ich Ihnen zunächst die Geschichte eines Paares schildern.

Das Ehepaar Müller: Vom Traumpaar zum »Traum-a-paar«

Das Ehepaar Müller kommt zur Paarberatung. Zwei attraktive, gut aussehende Menschen. Sie denken über Trennung nach. Dabei galten sie lange Zeit als das Traumpaar.

Sie hatte eine Außenbeziehung. Seit langem artikulierte sie ihre Unzufriedenheit, aber er hört ihr ja nicht zu, alles müsse nach seinem Kopf gehen. Kritik könne er nicht zulassen, er reagiere ausschließlich mit Kränkung, und da sei es eben passiert! Aber die Außenbeziehung habe sie beendet, sagt sie.

Er verharrt gekränkt auf seinem Standpunkt, die Schuld und damit den Handlungsbedarf sieht er allein auf ihrer Seite. Deswegen besteht er auf Wiedergutmachung, unerfüllbarer Wiedergutmachung. Er hatte auch eine Außenbeziehung, aber das war ja etwas ganz anderes und liegt lange zurück – und außerdem ...

Eine Tochter hat das Paar. Sie soll nicht unter dieser Trennung leiden. Ich frage mich: Wie könnte das zu bewerkstelligen sein bei diesem Ärger aufeinander?

Beruflich ging es Frau Müller in den letzten Jahren hervorragend, ihr Geschäft verbuchte große Gewinne. Sein ebenfalls sehr gutes Einkommen hat sie weit übertroffen.

Das hätte sie allein nie geschafft, nur durch seine Unterstützung sei sie erfolgreich geworden, sagt er. Aber das hat er gelernt, es war ein Fehler: Nie wieder wird er eine Partnerin auf solche Weise unterstützen! Er argumentiert sie in die Ecke, sie sagt Ja, reagiert angepasst, zieht sich zurück und macht anschließend – heimlich natürlich – was sie will.

Sie hat ihn auf der Erfolgsspur überrundet, hat ihre eigenen Wünsche nach Selbstausdruck und Erfolg realisiert. Sie fühlt sich ihm ebenbürtig und beginnt mit diesem Prozess gleichzeitig die Achtung vor ihm zu verlieren, das beweist zumindest ihr Handeln. Er kommt mit ihrem Erfolg nicht klar, versucht sie wieder zurück in die Rolle der zu ihm Aufschauenden zu zwingen. Um nichts in der Welt will sie aber ihre neuen Fähigkeiten und ihren beruflichen Erfolg opfern. Da scheint nur noch die Trennung möglich.

Es geht um Machtkämpfe und Rollenvorstellungen bei diesem Paar. Es geht um Selbstwert und um gegenseitige Abwertung, um Unter- und Überlegenheitsgefühle, und es geht um veränderte Beziehungsgrundlagen, veränderte Einkommensverhältnisse. Aber vor allem geht es um ein gemeinsames Leben, in langen Jahren mühevoll aufgebaut.

Um diese Fragen dreht es sich in sehr vielen Beziehungen. Viele Beziehungen scheitern daran und die Beteiligten bleiben mit dem Gefühl zurück, versagt zu haben, nicht beziehungsfähig zu sein. Dabei, so scheint es mir, haben sie oft nur ein einziges Problem: Sie kommen nicht mit dem Spagat zwischen herrschenden Rollenvorstellungen und ihrer persönlichen Realität zurecht. Sie versuchen einerseits Rollenvorstellungen von Männlichkeit und Weiblichkeit zu erfüllen, andererseits sie selbst zu sein. Sie rennen sozusagen täglich mit dem Kopf gegen die gleiche Wand, obwohl die Tür nur einen Meter daneben ist.

Gegen die Wand zu rennen heißt Rollenklischees nachzukommen, das Bestmögliche zu geben, um den herrschenden Bildern von Männlichkeit und Weiblichkeit zu entsprechen. Versuchen wir das, dann verlieren wir das Kostbarste, was wir besitzen: unsere Individualität. Die Tür zu nutzen, hieße dagegen, sich nicht länger einseitig als Mann oder Frau zu identifizieren. Stattdessen ein harmonisches Zusammenspiel männlicher und weiblicher Persönlichkeitsmerkmale anzustreben. Festzustellen, dass Sie, liebe Leserin, natürlich einen weiblichen Körper haben, dessen ungeachtet Ihr Verhalten unter Umständen mehr »männliche« Aspekte zeigt als weibliche. Und das ist in Ordnung so! Sie, lieber Leser, beobachten Ihre wunderbaren »weiblichen« Fähigkeiten und befürchten nicht länger, dass Sie dadurch weniger Mann, sprich: weniger attraktiv sind.

Vielleicht denken Sie jetzt: »Was sollte das bewirken?« Aber wenn Sie sich in dieses Buch hineinvertiefen, werden Sie verstehen, warum sich dadurch Ihre Sicht von Partnerschaft komplett verändert!

Nach den kirchlichen, politischen und feministischen Versuchen, das Rollenverständnis in Paarbeziehungen zu beeinflussen, möchte ich Ihnen in den folgenden Kapiteln einen energetischen Lösungsweg vorstellen. Einen Lösungsweg, den Sie mit oder ohne Partner praktizieren können. Einen Lösungsweg, der in Ihnen vieles verändern und Ihre Paarbeziehung auf jeden Fall positiv beeinflussen wird.

- Was wäre, wenn es Männer und Frauen nur auf körperlicher Ebene, aber nicht im Bewusstsein gäbe?
- Was veränderte sich, wenn wir uns als ein Zusammenwirken verschiedener Kräfte erleben könnten, einer männlichen, einer weiblichen und einer kindlichen Kraft?
- Welche Auswirkungen hätte das auf unsere Gefühle und unser Handeln?

- Welche Auswirkungen hätte es auf unsere Partnerwahl?
- Welche Konsequenzen ergäben sich für unseren Beziehungsalltag?
- Wie kann es gelingen, dass Menschen, die ihr sonstiges Leben erfolgreich leben, auch im scheinbar so schwierigen Bereich der Paarbeziehung ihr eigenes Happy End bewirken können, statt irgendwann verzweifelt vor einem Scherbenhaufen zu stehen?

Mit diesen Fragen beschäftigt sich dieses Buch. Es möchte Sie vor allem zu neuen Sichtweisen und damit auch zu neuen Lösungswegen anregen. Es möchte Sie mit der Kunst vertraut machen, eine erfolgreiche Paarbeziehung zu leben. Eine gelungene Partnerschaft fängt immer im Innen an. Sie ist die logische Konsequenz einer inneren Haltung und von Kommunikation.

Mein Wissen über Partnerschaft stammt vor allem aus der Praxis. Besonders interessiert mich, wie Paare miteinander kommunizieren und wie sie ihre Gefühle füreinander ausdrücken. Und es interessiert mich zu beobachten, wie sich Menschen verändern, je nachdem, ob sie als Teil eines Paares auftreten oder als Individuum.

Natürlich ist mir bewusst, dass meine Beobachtungen durch meinen inneren Entwicklungsstand und meine Sichtweisen gefärbt sind, ich erhebe keinen Anspruch auf objektive Wissenschaftlichkeit, sondern ich teile mit Ihnen, liebe Leserin, lieber Leser, meine Erfahrungen und hoffe, Sie selbst damit zu inspirieren. Dazu biete ich Ihnen meine Erfahrungen als aktive Vorgehensweise an.

Am Ende einiger Kapitel finden Sie einen Frageteil. Dieser Frageteil soll Sie in Ihrem Prozess der Selbsterforschung unterstützen und Ihnen damit neue Denkräume und Handlungsalternativen eröffnen. Wenn Sie sich auf ihn einlassen, möchte ich Sie auf Folgendes hinweisen: Die Fragebögen dienen ausschließlich dem Zweck, in Ihnen einen Prozess anzuregen. Sie bekommen kein Auswertungsergebnis. Wenn Sie dagegen keine Lust verspüren, sich zusätzlich zum Lesen mit sich selbst auseinanderzusetzen, dann überspringen Sie – ohne schlechtes Gewissen – einfach den Frageteil. Vielleicht sind Sie ja später einmal neugierig auf diese Form der Selbstfindung.

Mein Tipp: Beschäftigen Sie sich schon *vor* dem Lesen der einzelnen Kapitel mit dem Frageteil. Beantworten Sie alle Fragen schriftlich, Sie werden erstaunt sein, wie viel Sie dadurch über sich lernen können. Und die Zeit, die Sie zum Beantworten der Fragen brauchen, ist bereits Ihre erste Investition in Richtung einer erfolgreichen Beziehung. Danach lesen Sie das Kapitel und werten Ihre Antworten unter dem Eindruck des Gelesenen noch einmal selbst aus.

Zusammenfassung

Nach den kirchlichen, politischen und feministischen Versuchen, Lösungen für das »Risikomodell« dauerhafte Partnerschaft zu finden, ist es an der Zeit, die neueren Erkenntnisse der Physik und der neurobiologischen Forschung zu nutzen und den Menschen als eine Einheit männlichen, weiblichen und kindlichen Bewusstseins zu sehen.

Ihr braucht nie Angst zu haben, die Liebe des Geliebten zu verlieren. Diese Angst ist nur berechtigt, wenn ihr es unterlasst, gemeinsam die Reise der Selbstoffenbarung zu wagen.

Eva Pierrakos

Paarbeziehung fängt im Innen an

Die Stressforschung misst Bindungen – neben sozialer Unterstützung, und zwar durch die »richtige« Person – einen hohen Rang bei. Diese Größen stellen sich als *der* stabilisierende Faktor im Leben heraus. Bindung, so wurde herausgefunden, schützt die biologischen Stresssysteme gegen extreme Ausschläge. Dadurch kommt ihr eine wesentliche Bedeutung für unsere körperliche und seelische Gesundheit zu. Trennungen, Scheidungen und chronische Paarkonflikte führen zu einer Schwächung des Immunsystems, Erkrankungen treten verstärkt auf, Wundheilung wird verzögert, Depressionen oder depressive Verstimmungen sind in der Folge häufige Begleiterscheinungen.

Es bleibt demgemäß nicht ohne Konsequenzen, wenn wir unser Beziehungsleben gnadenlos vernachlässigen. Selbst wenn wir der festen Überzeugung anhängen, der andere sei schuld, wir selbst seien indessen nur sein Opfer.

Herr und Frau Grub: Opferpoker

Das Ehepaar Grub, 28 Jahre verheiratet, eine erwachsene Tochter, kam zur Paarberatung. Das Paar befand sich in einer schweren Krise, stand kurz vor der Trennung. Beide Partner schilderten sich als konstruktiv handelnde Menschen, die ihre destruktiven Handlungen mit der größeren Negativität des anderen begründeten – eine häufig strapazierte Argumentationslinie.

Sowohl Frau Grub als auch Herr Grub machten zyklisch Schritte aufeinander zu, besonders nach den Beratungsstunden. Ihre Schritte waren zögerlich und klein. Reagierte der andere nicht ihren Erwartungen gemäß, verfielen beide schnell wieder in ihre Kränkung, und ihr eigenes verletzendes Verhalten erschien ihnen dadurch vollkommen gerechtfertigt. Beide drückten die Forderung aus, der andere sei in der Pflicht, den ersten Schritt zu tun, da er ja schließlich auch der Schuldige sei.

Kurz und gut, beide fühlten sich als Opfer des anderen und negierten ihre eigenen destruktiven Verhaltensweisen. Das Paar trennte sich nach erbitterten emotionalen und finanziellen Gefechten.

Zwei Jahre später vereinbarte Frau Grub wieder einen Termin bei mir. Sie kam wegen schwerer Herzrhythmusstörungen und depressiver Verstimmungen. Sie hatte sich nach der Trennung nicht mehr erholt, und auch die Beziehung zu ihrer Tochter war mittlerweile schwer belastet. Diese habe ihrer Mutter auch angeraten, endlich eine Therapie zu beginnen.

Frau Grub erzählte mir, ihr Mann habe zwar eine neue Beziehung, aber sein ehemals erfolgreiches Geschäft stehe kurz vor dem Bankrott.

Frau Grubs Sätze begannen mehrmals mit »Hätte ich doch nur ... !« Sie kam mit den Folgen ihrer Entscheidung, aber auch mit den Konsequenzen ihres damals negierten destruktiven Verhaltens nicht klar. Nichts wünschte sie sich mehr, als ihre Entscheidung von damals neu treffen, ihre Vergangenheit umschreiben zu können. Nur: Diese Alternative bestand nicht und wird auch nie für irgendeinen Menschen in einer ähnlichen Situation bestehen!

Einer meiner Lehrer antwortete mir auf meine Frage, warum wir als Menschen mit destruktivem Verhalten fortfahren, obwohl uns unsere Negativität darin bewusst ist: weil wir hoffen, damit ungestraft durchzukommen. Ein Satz, dessen Inhalt, so einfach er sich anhört, sich mir erst beim intensiveren Nachdenken erschlossen hat.

Wir hoffen, unsere destruktiven Handlungen hätten keine Auswirkungen auf uns. Wenn wir sie nicht erkennen oder leugnen, so meinen wir, hätten sie nichts mit uns zu tun. Dessen ungeachtet bestimmen sie entscheidend den Kreislauf zwischen unserem biochemischen Gleichgewicht und unserem inneren Wohlbefinden.

Übertrage ich diesen Satz auf Paarbeziehungen, so möchte ich ihn erweitern: Wir verhalten uns destruktiv, weil wir glauben, beim anderen liege die Schuld und unsere zerstörerischen Handlungen seien die gerechtfertigte Antwort auf die größeren Destruktionen des anderen.

Mildernd möchte ich hinzufügen, wir verhalten uns auch deswegen destruktiv, weil wir zurzeit noch keine reifere innere Lösung zur Verfügung haben und weil wir oft gar nicht merken, wie stark wir uns selbst und unsere Partner schädigen.

Aber egal, ob wir uns unseres Handelns bewusst oder nicht bewusst sind, selbst wenn wir – wie im Beispiel des Ehepaars Grub – meinen, die Schuld und damit die Pflicht zur Veränderung lägen ausschließlich beim anderen, werden wir mit den vielfältigen Konsequenzen unserer Entscheidungen leben müssen. Und wenn wir wirklich eine Paarbeziehung wollen, werden wir nicht umhinkommen, die Verantwortung für unsere Beziehungsfähigkeit zu übernehmen. Denn nur so lernen wir zu lieben! Nur dann kommen wir in den Genuss, Zusammengehörigkeit, Bindung und Konfliktfähigkeit als konstruktives Kraftfeld mit all seinen Auswirkungen auf unsere seelische und körperliche Gesundheit zu erleben.

Dabei geht es zentral um rechtzeitig getroffene Wahlmöglichkeiten und die Bewusstheit, welche Konsequenzen sie für unseren Alltag haben werden. Jede Wahl wird sich mit oder ohne unsere Zustimmung immer auf unser Leben auswirken, und der Wählende wird mit den Auswirkungen umgehen müssen. Diese Tatsache ist unabhängig davon, ob er sich seiner Entscheidung gewahr ist oder sich sozusagen durch andere in eine Entscheidung gedrängt fühlt.

In dem Maß, wie wir uns selbst in all unseren Facetten annehmen und schätzen und unsere inneren männlichen und weiblichen Charaktermerkmale ausbalanciert zusammenarbeiten, in dem Maß nehmen die Projektionen auf den Lebenspartner und damit die Probleme mit ihm ab.

Es ist ein wesentlicher Qualitätsunterschied, ob wir jemanden »brauchen«, um uns vollständig zu fühlen, in der Hoffnung, er bringe das Fehlende in die Beziehung ein, oder ob wir einen Partner wählen, weil wir ihn schätzen, seine Ausstrahlung mögen und das Zusammensein mit ihm genießen.

Autonome und kreative Menschen können sich selbst für ihre Bedürfnisbefriedigung stark machen. Sie können aus ihrem eigenen Wirken die notwendige Anerkennung ziehen und einen eigenen Standpunkt beziehen. Damit sind sie frei, bedingungslose Liebe zu schenken und zu empfangen, Liebe, die nicht automatisch von Forderungen, Abwertung und Schuldzuschreibungen zerfressen und zerstört wird. Das gelingt aber nur, wenn innere weibliche, männliche und kindliche Anteile harmonisch und liebevoll zusammenwirken.

Natürlich, es ist ein langwieriger Weg zu diesem Ziel, und vielen Menschen erscheint er sehr anstrengend. Aber gibt es eine wirklich gute Alternative? Im Endeffekt haben wir nur zwei Wahlmöglichkeiten:

Entweder beschließen wir (meist unbewusst), nicht in unser inneres Wachstum und unsere Paarbeziehung zu investieren. Dann bezahlen wir durch Leid und Disharmonie und schaffen eine unbefriedigende Paarbeziehung bis hin zur Scheidung. Oder wir entscheiden uns für inneres Wachstum und für einen liebevollen Umgang mit uns selbst und unserem Partner. Dann wird unser Profit eine erfüllte, herzliche Paarbeziehung sein, was nach meiner Ansicht die einzige Garantie gegen Trennung ist.

Die anfangs präsentierten Scheidungszahlen zeigen, wie viele Menschen sich für die zweite Lösung entschieden haben. Sie sagen allerdings nichts darüber aus, wie es um die bestehenden Ehen aussieht.

Vernachlässigen wir die notwendige innere Suche nach Zufriedenheit und Liebe, rennen wir fortwährend in die Sackgasse der Suche nach dem perfekten Partner, der perfekten Partnerin. Unzufriedenheit, Mangel, Leid und auf Dauer seelische oder körperliche Krankheiten sind dadurch vorprogrammiert.

Als Kinder sind wir naturgemäß egoistisch und egozentrisch. Die Welt dreht sich nach Sicht des Kindes um es, und alles ist eine Aussage über es. Ein Kind hat den Wunsch, geliebt zu sein und entwickelt im optimalen Fall während der Kindheit ein Gefühl dafür, liebenswert zu sein. Es erlebt sich über die dankbare, annehmende Liebe, kaum über die gebende Liebe. Nach der Pubertät setzt eine idealistische und altruistische Entwicklung ein. Der junge Erwachsene lernt zu lieben und zu geben. Mit der Zeit entsteht im optimalen Fall eine gute Balance zwischen gebender und nehmender Liebe.

Die Paarbeziehung war schon immer der natürliche Ort, um die Balance zwischen gebender und nehmender Liebe zu optimieren, um ein gesundes Gleichgewicht zwischen Egoismus und Altruismus einzuüben. Kinder aus solchen Beziehungsstrukturen können zu gesunden und beziehungsfähigen Erwachsenen werden. Kinder brauchen Vorbilder, um ein inneres tragendes Beziehungsbild zu erschaffen und um eine harmonische Zusammenarbeit zwischen der »inneren Familie«, ihren männlichen, weiblichen und kindlichen Persönlichkeitsmerkmalen, zu entwickeln.

Frage ich die heute 40- bis 50-Jährigen danach, wie einst ihre Beziehungsvorstellungen als junge Erwachsene waren, so höre ich sehr häufig statt einer eigenen positiven Vision eine Abgrenzung gegen das, was ihre Eltern lebten: auf keinen Fall wie meine Eltern. Aber was stattdessen? Nur zu verneinen bedeutet meist, irgendwann auf das Verneinte zurückzugreifen, es aus Mangel an konstruktiven Visionen zum Eigenen zu machen.

Frage ich konkreter nach vorbildhaften Beziehungsmustern, so wird mir meist ein Beziehungsbild präsentiert, das aus einem idealen Elternteil und aus Werbeimages zusammengesetzt ist, versehen mit einem guten Schuss von Roman- oder Filmfiguren. In diesen Bildern ist kein Lösungsmodell für Meinungsverschiedenheiten und Andersartigkeit enthalten. Auch finden wir in ihnen keine Vorgehensweise, um mit ungeliebten eigenen Anteilen oder solchen des Gegenübers umzugehen. Es sind einfach nur Fantasiebilder, nicht realitätserprobt und damit nicht realitätstauglich. Es lohnt sich, zu denen zu gehören, die eine qualitativ hochwertige Paarbeziehung mit allen dazugehörigen Krisen leben. Das Leben wie auch das Altern in einer liebevollen Paarbeziehung ist sehr viel angenehmer als die meisten Alternativen. Es scheint mir auch so zu sein, dass der Wunsch nach einer tragenden Paarbeziehung mit eine der stärksten impulsgebenden Kräfte im Menschen ist. Welch hohen Wert eine gute Paarbeziehung darstellt, wird vielen Paaren, wie im Beispiel des Ehepaars Grub, leider erst viel zu spät klar, nämlich nach der Trennung.

Lassen Sie es nicht so weit kommen! Gehören Sie zu den Gewinnern! Erfüllen Sie sich Ihren Wunsch nach einer liebevollen Paarbeziehung!

Zusammenfassung

Eine gute Paarbeziehung mit dem »Richtigen« hat eine wesentliche Bedeutung für unsere körperliche und seelische Gesundheit. Trennungen, Scheidungen und chronische Paarkonflikte schwächen das Immunsystem, lösen Erkrankungen aus und können zu Depressionen führen. Es lohnt sich also, laufend in die eigene Beziehungsfähigkeit zu investieren.

Der Geist erzeugt eine vorherrschende Illusion,
die darin besteht, zu glauben,
dass wir durch diesen Körper, den wir für
den unseren halten, existieren.

Kalu Rinpoche

Wir alle haben männliche und weibliche Anteile in uns

Liebe Leserin, lieber Leser, lassen Sie uns einen kleinen Ausflug in die Physik machen. Dieser Ausflug ist für das Thema dieses Buches von enorm hoher Bedeutung!

Im ersten Kapitel erwähnte ich die bisher praktizierten Lösungsmodelle für Paarprobleme: religiöse, von Theologen erschaffene, die keine – wenigstens keine offiziellen – Erfahrungen mit Paarbeziehung machen konnten. Und politische, die zwar gesellschaftlich einiges erreichen konnten, aber auf der Beziehungsebene letztendlich nicht gegriffen haben. Jetzt werde ich Sie mit dem angekündigten energetischen Lösungsansatz vertraut machen, der eine Bewusstseinsveränderung ermöglicht und deswegen von innen nach außen auch zu einer Veränderung in den Paarbeziehungen führt.

Unser Körper als Schwingungsfeld

Lange hat die Physik bereits herausgefunden, dass es so etwas wie einen festen Körper nicht gibt. Im Physikunterricht haben wir es bereits gelernt: Der Stuhl, auf dem wir sitzen, besteht nicht aus fester Materie, unser Körper besteht nicht aus fester Materie.

Der menschliche Körper ist nicht fest, sondern ein sich fortlaufend reproduzierendes Schwingungsfeld. Dieses Schwingungs- oder Energiefeld verändert sich ständig geringfügig, das nennen wir »altern« oder »Evolution«. Sowohl die naturwissenschaftliche Forschung als auch die Geisteswissenschaften vermuten ein steuerndes Bewusstsein hinter lebendigen, körperlichen Erscheinungen, über dessen Ursache keine Klarheit besteht.

Es ist diesem steuernden Bewusstsein vollkommen egal, mit welchem Namen wir es ansprechen: Manche nennen es »Gott«, andere »universelle Lebenskraft«. Wir können es auch mit »kosmische Intelligenz« oder »elektromagnetisches Feld« ansprechen oder es auch einfach als »Kaffeetasse« bezeichnen. Das ist diesem steuernden Bewusstsein gleichgültig! Es ist ihm weiterhin einerlei, ob wir an es glauben oder nicht, es vielleicht sogar bekämpfen. Es interessiert sich nicht, ob wir es als einen Teil unseres Selbst erkennen, es nach außen projizieren oder seine Anwesenheit in uns leugnen. Es war, es ist und es wird bleiben, unabhängig von unserer Interpretation und Erkenntnis.

Unseren Körper als Schwingungsfeld zu begreifen, der durch ein uns nicht nachvollziehbares magnetisches Geschehen in der uns vertrauten Form, nämlich unseren Körper, gehalten wird, ist für die meisten Menschen ein theoretisches und schwer verständliches Wissen. Dies ist sogar beinahe beängstigend, denn es deckt sich nicht mit unseren körperlichen Erfahrungen, die wir jeden Tag mit unserem Umfeld und uns selbst gewinnen. Die körperliche Erfahrung sagt uns über unsere Sinne: Dieser Körper ist fest, ich kann ihn sehen, hören, anfassen, riechen und auch schmecken.

Aber selbst wenn diese Vorstellung für uns eine theoretische, nicht körperlich nachvollziehbare Erkenntnis bleibt, ändert sich nichts daran, dass wir physikalisch gesehen ein sich ständig minimal veränderndes Schwingungsfeld sind.

Wesentlich für das Thema der Paarbeziehung ist hier: Wir definieren uns bei dieser Sicht nicht mehr über den Körper, sondern stehen vor der Freiheit, aber auch der Herausforderung, uns als Energien, als Schwingungen, als gestaltendes Bewusstsein zu erleben. Und das hat eine enorme Auswirkung auf unser Verständnis von Männern und Frauen. Denn es ergibt sich daraus die Schlussfolgerung, beispielsweise zu sagen: Ich bin Bewusstsein, lebe in einem weiblichen Körper, verfüge aber neben meinen weiblichen Qualitäten auch über männliche und kindliche.

Aber wie erwähnt, so zu denken ist eine Herausforderung, weil wir hier einer Realität begegnen, die nicht über unsere Körpersinne greifbar ist – diese sind auf das Wahrnehmen einer dreidimensionalen materiellen Welt ausgerichtet.

Ein kleines Experiment

Schließen Sie Ihre Augen und verzichten Sie auf alle Wahrnehmungen, die Sie durch Ihre Körpersinne bekommen könnten. Lockern Sie alle einengende Kleidung.

Erlauben Sie sich, Ihren Körper zu spüren.

Atmen Sie tief und regelmäßig und spüren Sie Ihren Körper.

Fragen Sie sich:

- Können Sie jetzt unterscheiden, ob Sie ein Mann oder eine Frau sind?
- Was können Sie wahrnehmen?
- Bekommen Sie Aufschluss darüber, wie alt Sie sind?
- Erhalten Sie Informationen über Ihr Gewicht und Ihre Muskelmasse?

Bitte beschreiben Sie möglichst detailliert, was Sie durch reines Nachspüren alles über Ihr Wesen wahrnehmen können.

Verzichten Sie auf Interpretationen und auf alles, was Sie nur über einen Blick in den Spiegel oder durch Berührung herausfinden können.

Wenn Sie sich auf diese Übung eingelassen haben, werden Sie feststellen, dass alles das, worüber Sie sich sozial identifizieren, wegfällt. Sie werden geschlechtslos. Ihr Alter ist nicht festlegbar. Weder Ihr Einkommen noch die Form Ihres Körpers spielen eine Rolle. Nichts von dem, worüber Sie im Alltag Ihren sozialen Platz definieren, bedeutet noch etwas. Was bleibt, ist Schwingung und Bewusstsein.

Seine erste materielle Entsprechung findet dieses Bewusstsein in bestimmten Gehirnarealen, die wiederum über biochemische Botenstoffe den Gesamtkörper stimulieren.

Sie können dies mit dem Verhältnis zwischen Radio und Radiowellen gleichsetzen. Ein Radio wird erst dann zum nützlichen Gerät, wenn es die Wellen des Senders empfangen kann. Ohne die Wellen ist es eine nutzlose Ansammlung von verschiedenen Stoffen, der höchstens ein gewisser dekorativer Wert zugesprochen werden kann.

Genauso ist es mit unserem Körper. Steuerndes Bewusstsein verarbeitet bestimmte Erfahrungen in unserem Gehirn zu Impulsen. Liegen Menschen im Wachkoma, entsprechen sie, rein äußerlich betrachtet, sozusagen dem Bild des ausgeschalteten Radios. Zwar ist ihr Körper lebendig, er kann aber die Steuerung durch das Bewusstsein nicht mehr in körperliche Aktivität umsetzen.

Jeder Gehirnbereich hat unterschiedliche Aufgaben, Erfahrungen werden in den jeweiligen Arealen verarbeitet und als Impulse in unser Denken, Fühlen und Handeln gegeben. Wenn alle Teile des Gehirns die steuernden Impulse des Bewusstseins aufnehmen und gleichberechtigt gut zusammenarbeiten, haben wir einen gut integrierten

Menschen vor uns. Fallen Teile aufgrund von Schädigungen aus, sind schwere Krankheitsbilder die Folge. In dem Maß, wie die verschiedenen Gehirnareale trainiert und vernetzt sind, wachsen Fähigkeiten und Handlungskompetenz eines Menschen.

Linke (»männliche«) und rechte (»weibliche«) Gehirnhälfte

Stark vereinfacht sind bestimmte Aktivitäten der linken, andere der rechten Gehirnhälfte zuzuordnen. Wenn wir beispielsweise beim Telefonieren den Hörer ans rechte Ohr halten, verfügen wir beim Zuhören über ein besseres Wortverständnis, nehmen also das Gehörte eher auf der sachlichen Ebene wahr. Mit dem linken Ohr hingegen können wir besser Emotionen und »Zwischentöne« hören.

Legt man jemandem Fotos von Menschen vor, deren Gesichtshälften zunächst längs auseinandergenommen und jeweils als zwei rechte oder linke Gesichtshälften zusammengefügt wurden, werden die linken Gesichtshälften vom Betrachter als emotionaler wahrgenommen als die rechten.

Linke Gehirnhälfte	
Spezielle Fähigkeiten	*Arbeitsweisen des Bewusstseins*
Sprache, Schrift, Lesen, Wortbedeutung, Wortwahl, Zahlen, Rechnen, Symbole, Fakten, Regeln, Anweisungen, Problemerfassung, rationales, lösungsorientiertes Denken, Analyse	logisch, folgerichtig, realitätsorientiert, abstrakt, verbal, symbolisch, zeitorientiert, analytisch, erobernd

Rechte Gehirnhälfte	
Spezielle Fähigkeiten	***Arbeitsweisen des Bewusstseins***
Fantasie, Traum, Gefühle, Vorstellungs- und Einbildungskraft, Visualisierung, Sprachfluss, Satzordnung und Reim, Musik, Gesang, Rhythmus, Tastsinn, Farbempfinden, räumliche und bildliche Wahrnehmung, Synthese, Schätzen, Formen, Muster	intuitiv und ganzheitlich, planlos, fantasievoll, konkret, nonverbal, nicht zeitorientiert, emotional, erhaltend, pflegend

Bereits in dieser kurzen Auflistung wird deutlich, dass die Fähigkeiten der linken Gehirnhälfte eher den gängigen Auffassungen von männlichem Verhalten entsprechen, die der rechten hingegen denen von weiblichem.

Im optimalen Fall arbeiten die beiden Gehirnhälften folgendermaßen zusammen: Die linke Gehirnhälfte benennt und analysiert ein Problem, die rechte dagegen begreift es, lässt es reifen, »brütet« es sozusagen aus. Aus diesem Zusammenspiel entstehen inspirierte intelligente neue Gedanken und gute Konfliktlösungen.

Menschen, deren Gehirnhälften relativ gleichberechtigt und ausbalanciert zusammenarbeiten, erkennt man an ihrer herausragenden Kreativität. Sie sind bereit, sich auf Neues einzulassen und alte Lösungen zugunsten neuer aufzugeben. Sie lassen sich von den oft auseinanderdriftenden Informationen von Ratio und Emotionen nicht verwirren, sondern erkennen den Wahrheitsgehalt beider Ebenen.

Leider ist es aber eher die Ausnahme, dass beide Hirnhälften ausbalanciert zusammenarbeiten. Meistens ist eine Seite stärker betont als die andere, und bei starkem Stress schaltet meistens sogar eine Gehirnhälfte regelrecht ab, sodass wir dann entweder mit rein rationalen oder rein emotionalen Lösungen experimentieren.

Der Volksmund spricht vom Kopf-Menschen im Gegensatz zum Gefühls-Menschen. Auch in dieser Festlegung drücken sich gängige Rollenmuster aus.

Beschriebe eine Person, die eher mit ihrer rationalen Seite identifiziert ist, eine Wanderung, könnte sie das folgendermaßen tun:

»Wir sind zu zwölft um 9.15 Uhr aufgebrochen, mit dem Auto nach (Name des Ortes) gefahren, dann 14 Kilometer bei Sonnenschein und 23° Außentemperatur gelaufen. Wir sind an mehreren Orten vorbeigekommen (hier käme eine genaue Aufzählung). Im Naturfreundehaus bei (Name des Ortes) sind wir eingekehrt, die Leberknödel haben 2,50 Euro gekostet. Die Apfelsaftschorle war preiswerter als im Restaurant, sie hat 1,- Euro gekostet. Zwei Teilnehmer der Wanderung hatten Blasen an den Füßen, ihre Wanderschuhe waren von schlechter Qualität ...«

Eine Person, deren Wahrnehmung von der rechten Gehirnhälfte dominiert ist, könnte die gleiche Wanderung so beschreiben:

»Wir hatten eine total gute Stimmung in der Gruppe, ich weiß gar nicht mehr genau, wo wir gewandert sind, irgendwo in der Pfalz. Die Sonne war wunderbar, ich konnte sogar im T-Shirt laufen. Wir hatten einige Male einen sagenhaften Blick auf die Ebene, wirklich erhebend! Ich habe mich mit Kurt lange unterhalten, und wir sind uns sehr nahe gekommen. Zum Glück sind wir an einem Naturfreundehaus vorbeigekommen, ich hatte solchen Hunger! Abends war ich todmüde und hatte eine schmerzhafte Blase am Fuß. Wir sind wirklich sehr weit gewandert, aber der Sonnenuntergang war traumhaft, ich kam so richtig ins Schwärmen – ein gelungener Tag! Das sollten wir bald wieder machen ...«

Hier kommt der mittlerweile allgemein bekannte Satz ins Spiel: »Männer sind vom Mars, Frauen von der Venus«. Oder sollte es vielleicht besser heißen: Die rechte Gehirnhälfte gehört zur Venus, die linke zum Mars? Wir könnten es sogar noch weiter fassen: Ein Teil des Menschen kommt von der Venus, der andere vom Mars.

Dass die beiden vorher angeführten Personen dieselbe Wanderung gemacht haben, scheint kaum vorstellbar. Haben sie denn wirklich dieselbe Wanderung gemacht? Oder sind sie nur auf dem gleichen Weg gelaufen?

In vergleichbar unterschiedlicher Weise schildern Paare häufig ihre Beziehung. Zwei Menschen beschreiben scheinbar »objektiv« einen Beziehungskonflikt. Einer beschreibt ihn aus der Wahrnehmung der linken Gehirnhälfte heraus, der andere aus der rechten. Oder: Einer beschreibt ihn vom Standpunkt des Mars, der andere vom Standpunkt der Venus. Beide bestehen auf ihrer Sichtweise als der richtigen, während ihnen die des anderen falsch erscheint. Sie finden in Freunden und Bekannten Verbündete für ihre Sicht der Dinge und verteidigen sie mit allen ihnen zur Verfügung stehenden Mitteln. Dabei haben beide von ihrer Warte aus recht, nur: Die jeweils unterschiedliche Beschreibung ist Folge einseitig favorisierter und trainierter Fähigkeiten.

Ich nenne jetzt ein paar der Hauptvorwürfe aus der Paartherapie. Diese Vorwürfe sind nicht Männern oder Frauen zuzuordnen, aber ich beobachte, dass meist auf Vorwürfe aus der ersten Kategorie solche aus der zweiten folgen – und umgekehrt:

- »Du bist hysterisch!« (Soll in der Regel heißen: zu emotional)
- »Du kannst nie eine Grenze finden, dehnst alles endlos aus.«
- »Du kannst nicht logisch denken!«
- »Bei dir weiß man nie, wo man dran ist, dauernd änderst du deine Meinung!«
- »Nie kannst du dich inhaltlich auseinandersetzen, immer geht es bei dir gleich um Gefühle.«
- »Kannst du dich denn nicht mal endlich entscheiden?«
- »Jetzt schau dir doch einmal die Fakten an!«

Lauter Vorwürfe, die, betrachtet man sie unter dem Gesichtspunkt der Gehirnhälften, einer Person mit einer Dominanz der rechten Gehirnhälfte entgegengebracht werden.

- »Du bist nur mit deinem Kopf da, bei dir zählen nur Logik und Fakten.«
- »Du gehst nicht emotional auf mich ein, verstehst mich nicht, fühlst nichts.«
- »Du drückst jeden und alles beiseite und setzt deine Meinung durch!«
- »Du interessierst dich nicht für meine Gefühle!«
- »Deine Zwanghaftigkeit ist nicht auszuhalten!«

Hier wiederum wird einem Menschen die Dominanz seiner linken Gehirnhälfte verübelt.

Interessanterweise stelle ich fest, dass in praktisch jedem Paarsystem diese Muster als ergänzendes System anzutreffen sind. Es spielt hierbei nur eine untergeordnete Rolle, welche Person welche Rolle übernimmt. Es scheint so zu sein, dass sich diese beiden Prinzipien anziehen. Sie könnten eines der unbewussten Kriterien sein, durch die sich Paare finden.

Natürlich ziehen sich diese Qualitäten auch im Positiven an, nur werden sie dann nicht als Mangel erlebt und deswegen nicht als Vorwürfe geäußert. Nur das, was wir als Manko erleben, nutzen wir als Munition für Paargefechte.

In der linken Gehirnhälfte werden vorwiegend Tätigkeiten beeinflusst, die männlichen Rollenklischees zugeschrieben werden, während rechts vorwiegend solche geregelt werden, die weiblichem Rollenverhalten entsprechen.

Verfolgen wir diesen Gedanken konsequent weiter, können wir die Frage stellen: Gibt es denn so etwas wie Männer und Frauen außerhalb der körperlichen Ebene? Wohl kaum, wenn wir davon ausgehen, dass wir sowohl über männliche als auch über weibliche Charakteristika verfügen. Eher ist es so, dass wir uns, wie oben schon aufgeführt, als eine energetische Einheit von männlichem, weiblichem und kindlichem Bewusstsein erweisen, unsere potenziell vorhandenen Fähigkeiten aber nur mehr oder weniger gut nutzen.

Das Gehirn ist so angelegt, dass trainiertes Verhalten spezielle Nervenzellverbände entstehen lässt. Diese wiederum werden bei intensiver Nutzung mittels Beteiligung der körperlichen biochemischen Reaktionen verstärkt und stabilisiert. Werden Fähigkeiten dagegen nicht genutzt, bilden sich die entsprechenden Nervenzellverbände zurück, die Fähigkeiten können ganz verloren gehen.

Das lässt die Schlussfolgerung zu, dass all die Studien über Unterschiedlichkeit von männlichem und weiblichem Verhalten richtig sein können, ohne eine Aussage über die grundsätzliche Verschiedenheit von Männern und Frauen zu machen. Die Studienergebnisse beziehen sich meines Erachtens viel mehr auf trainierte Verhaltensweisen.

Ich möchte sogar behaupten, dass sich alle Versuche, rein männlich oder rein weiblich zu werden, letztendlich gegen uns und unsere Beziehungsfähigkeit auswirken und uns damit tiefer in einen Teufelskreis der negativen Selbstbewertung und der Ressourcenvergeudung treiben.

In einer Paarbeziehung treffen sich also mehr als zwei Personen: Da ist erst das körperliche Paar. Hinter ihm steht sozusagen jeweils noch einmal ein nicht sichtbares Paar, nämlich das jeweilige weibliche Bewusstsein – die innere Frau – und das jeweilige männliche Bewusstsein – der innere Mann. Im optimalen Fall steht auch noch jeweils ein Kind hinter den Partnern: unser kindliches Bewusstsein oder das innere Kind.

Bei so einer großen Gruppe fragt man sich: Wer redet und interagiert jetzt eigentlich mit wem? Im besten Fall kennen sich alle und haben alle eine funktionierende Beziehung zueinander, die einen Austausch auf allen Ebenen ermöglicht. Ein solches Paar hätte eine hervorragende, tragende Paarbeziehung.

Leider ist das eher aber selten der Fall, denn das sichtbare körperliche Paar denkt ja in der Regel, nur ein einziger Mann und eine einzige Frau seien beisammen, und wer was ist, erkenne man schließlich am Körper. Ein verhängnisvoller Trugschluss!

»Richtige« Frauen, »richtige« Männer

Aufgrund der körperlichen Gegebenheiten sind Männer gewöhnt, sich ausschließlich als männlich zu betrachten und zu identifizieren, Frauen indessen als weiblich. Entsprechend werden die zugehörigen Geschlechtsmuster trainiert. Das fängt sehr früh an, indem wir die elterlichen Projektionen und Erwartungen wahrnehmen und sie mehr oder weniger gut erfüllen. Unsere Eltern übertragen eigene Bilder von Männlichkeit und Weiblichkeit auf uns und signalisieren uns verbal oder nonverbal, etwas sei nicht mit uns in Ordnung, wenn wir in unserem Verhalten diesen Vorstellungen nicht entsprechen.

Hier haben wir dann den Mann, der berichtet, sein Vater habe sich schwer mit ihm getan, weil er keinerlei Sport betrieben und sich stattdessen lieber mit Malen beschäftigt habe. Und wir haben die Frau, die lieber auf Bäume geklettert ist, die Jungenspiele immer interessanter fand und deren Mutter erfolglos versuchte, sie mit Kleidchen, Schleifchen und Lackschuhen auszustaffieren.

Wir haben aber auch die Jungen und Mädchen, die perfekt den Vorstellungen ihrer Eltern entsprochen haben und deswegen nie andere, nicht in diese Bilder passende Fähigkeiten trainiert haben. Das waren die »richtigen« Jungen und die »richtigen« Mädchen.

Kinder lernen oft bereits im Vorschulalter, wie ein »richtiger Junge«, ein »richtiges Mädchen« zu sein hat. Sie tragen das entsprechende Outfit, spielen die entsprechenden

Rollenspiele und bemühen sich spätestens ab der Pubertät, die Anforderungen ihrer Geschlechterrolle bestmöglich zu erfüllen. Wer den Erwartungen nicht entspricht, wird als Außenseiter ausgeschlossen.

Solange wir die bestehenden Rollenerwartungen erfüllen, können wir uns noch eine Weile in der Illusion wiegen, kein Problem zu haben. Sollten wir aber von unserem inneren Wesen diesen Stereotypen überhaupt nicht entsprechen, geraten wir spätestens in der Pubertät in große Schwierigkeiten: Die Befürchtung, für potenzielle Partner oder Partnerinnen unattraktiv zu sein, wird uns quälen. Und was ist gar mit denen, die den Geschlechterrollen so wenig entsprechen, dass sie sich von einer gleichgeschlechtlichen Beziehung angezogen fühlen?

Alle diese Menschen werden sich aus Angst, kein »richtiger« Mann oder keine »richtige« Frau zu sein, mit tief sitzenden Selbstzweifeln herumplagen. Sie werden versuchen, ihre meist verheimlichten Minderwertigkeitsgefühle zu verdrängen, zu leugnen oder auf ihre Partner zu projizieren. Vielleicht werden diese Personen sich auch resignierend überhaupt nicht mehr auf Beziehungen einlassen. Männer hoffen, sich in Männergruppen oder beim Sport den fehlenden »Schuss« Männlichkeit anzueignen. Als Frauen könnten sie einen Tantrakurs besuchen oder eine Diät machen, um dadurch attraktiver und hingabevoller zu werden.

All diese Lösungswege entstehen aus der Annahme, durch ihr Abweichen von Rollenvorstellungen sei mit diesen Menschen etwas grundlegend nicht in Ordnung, und sie müssten sich verändern, um liebenswert zu werden. Was diese Lösungswege vereint: Bestenfalls erschaffen sie eine gute soziale Maske, die aber nie eine Grundlage für wirkliche innere Selbstannahme sein kann.

Man könnte meinen, Menschen, die sich sehr stark mit weiblichen oder männlichen Attributen identifiziert haben, und zwar gemäß ihrem Geschlecht, haben es einfacher. Dem ist, vielleicht all denen zum Trost, die bisher dachten, hier benachteiligt zu sein, aber nicht so.

Die Idee von inneren männlichen, weiblichen und kindlichen Anteilen ist alt, setzte sich bisher aber offensichtlich nicht gegen unser Festhalten an körperlichen Gegebenheiten und unsere Vorstellungen von Männlichkeit und Weiblichkeit durch. Ein rationaler, logisch denkender Mensch beispielsweise, der sich ungern mit Gefühlen und lieber mit Fakten beschäftigt, ist männlich geprägt, unabhängig davon, ob dieses männliche Bewusstsein einen männlichen oder weiblichen Körper »bewohnt«. Sehen wir Menschen aus diesem Blickwinkel, erkennen wir sehr schnell: Unser vielgestaltiges Bewusstsein beeinflusst uns mehr als das auf die äußere Form reduzierte Körperbewusstsein. Wir sind tatsächlich multiple Persönlichkeiten, und im Idealfall arbeiten die verschiedenen impulsgebenden Kräfte harmonisch zusammen und vermitteln ein ganzes, einheitliches Bild.

In meinen Kursen biete ich an, Bilder für diese inneren Ebenen zu finden: ein Bild des inneren Mannes, der inneren Frau und des inneren Kindes. Aus ihnen und weiteren Bewusstseinsebenen setzt sich unsere Persönlichkeit wie ein großes Mosaik zusammen und findet ihren Ausdruck im Körper.

Wenn auch Sie versuchen wollen, diese inneren Anteile aufzuspüren, nutzen Sie die Fragen und die Auflistung der männlichen, weiblichen und kindlichen Persönlichkeitsmerkmale am Ende dieses Kapitels.

Jeder Mensch ist androgyn

In seinen emotionalen und seelischen Möglichkeiten sowie in seinen Handlungsmöglichkeiten ist jeder Mensch androgyn (im Griechischen heißt »andro« männlich und »gyne« weiblich). Das zeigt allein schon die Tatsache, dass Männer und Frauen, mit Ausnahme der biologischen Funktionen, die gleichen Tätigkeiten verrichten können. Männliche und weibliche Persönlichkeitsanteile können aufgrund ihrer Nutzung unterschiedlich stark ausgeprägt sein und sich auch unter Umständen im heftigen Konflikt befinden. Es ist aber keinesfalls so, dass beim Mann das Männliche und bei der Frau das Weibliche dominant sein muss.

Nach meiner Vorstellung ist jeder Mensch in sich eine vollkommene Einheit der verschiedensten Anlagen. Manche dieser Anlagen mögen nicht erkannt, nicht gewürdigt oder nicht geliebt sein, dienen aber in ihrem ursprünglichen Zustand alle dem Wohle des Menschen und machen dessen individuelle Ausstrahlung möglich. Eine Veränderung dieser Anlagen ist nur in einem sehr begrenzten Maß möglich, eine bessere Nutzung der vorhandenen Qualitäten ist dagegen in fast unbegrenztem Maß denkbar.

In meinem Leben bin ich bisher niemandem begegnet, der sich innerhalb einer bestimmten Zeit grundlegend verändert hat und zu jemand anderem geworden ist. Ich habe aber erlebt, dass Menschen beginnen, sich als das zu erkennen, was sie bereits sind, und sich in dem anzunehmen, was sie bereits sind. Dann wirkt es so, als seien sie anders geworden. Jegliche scheinbare Veränderung ist ausschließlich die Folge von Eigenliebe und einer dadurch besseren Nutzung der persönlichen Ressourcen. Wir bleiben, was wir schon immer waren, beginnen nur, unsere Qualitäten mehr zu erkennen und zu verwenden.

Es liegt nicht im Wesen einer Tulpe, zum Schneeglöckchen zu werden.

Da wir ausschließlich unser ureigenes Wesen ausdrücken können, aber auch müssen, beschränkt sich unsere Wahlmöglichkeit auf den Qualitätsaspekt. Wir können uns aktiv dafür entscheiden, unser Potenzial konstruktiv auszudrücken. Tun wir das nicht, wählen wir automatisch, es verkümmern zu lassen oder es destruktiv zu verwirklichen. Das nennt man dann Negativität. Negativität in ihren verschiedenen schillernden Masken entsprießt Unkenntnis und Selbstabwertung und bewirkt mal offensichtlich, mal unbemerkbar destruktives Handeln. Andererseits können wir erst durch unser destruktives Handeln erkennen, in welchen Bereichen wir uns nicht lieben.

Erst durch differenzierte Selbstwahrnehmung bekommen wir eine Ahnung, wer wir wirklich sind und wie wir tatsächlich über uns selbst denken. Dieser ganze Prozess unterliegt Abwehrmechanismen wie Verdrängung, Leugnung, Projektion. Viele Menschen sind fest davon überzeugt, sich anzunehmen oder zu lieben, und können diese Vorstellung über sich verbal gut vertreten, verteidigen sie sogar vehement. Ihr tatsächliches Handeln zeigt aber häufig, dass sie sich nicht wirklich lieben.

Unsere Handlungen zeigen, was wir wirklich über uns denken

Ein innerer Zustand der Harmonie und Eigenliebe führt grundsätzlich zu konstruktiven äußeren Handlungen, wohingegen inneren Verboten und Negierung, also mangelnder Eigenliebe, Destruktion entspringt. Die Handlung und die materielle Realität eines Menschen zeigen deutlich, in welchen Bereichen er sich selbst tatsächlich liebt.

Eine beruflich erfolgreiche Frau, die keinen Freundeskreis und keinen Partner hat (obwohl sie sich das wünscht), kann folgerichtig sagen: »Ich liebe mich in meiner Begabung, erfolgreich zu sein.« Wenn sie dazu auch ihren Beruf mag, kann sie weiterhin sagen: »Ich liebe meine Art, mich beruflich auszudrücken.« Geht sie jetzt weiter und sagt: »Ich halte mich für eine liebenswerte Freundin und Partnerin«, dann zeigt ihre Realität, dass sie hier keine realistische, sondern eine idealisierte Selbstwahrnehmung aufgebaut hat. Liebte sie sich wirklich in ihren Fähigkeiten als Freundin und Partnerin, hätte sie keine Schwierigkeiten, einen Freundeskreis und eine Partnerschaft aufzubauen. Der Satz »Ich halte mich für eine liebenswerte und attraktive Person, die anderen würdigen das nur nicht« ist also eine folgenschwere Fehleinschätzung.

Ich glaube, die Vorstellung *nur* männlich oder *nur* weiblich sein zu können oder gar zu müssen, ist eine Hauptursache für Selbstnegierung, Opfergefühle und damit für zerstörerische Handlungen. Diese Vorstellung kommt vor allem dort zum Tragen, wo ein Mann und eine Frau beisammen sind: in unseren Partnerschaften. Und was bietet sich mehr an, als die eigenen unerkannten und ungeliebten Persönlichkeitsanteile auf den Partner zu projizieren und an ihm zu bekämpfen?!

In der Paarberatung stelle ich fest, dass beinahe jedes Paar an den Folgen dieses Problems leidet. Auf diese Folgen werde ich ausführlich in den Kapiteln über die jeweilige Paarergänzung eingehen (»Die aktiv-maskuline Frau und der passiv-feminine Mann« und »Der aktiv-maskuline Mann und die passiv-feminine Frau«).

Herr Schmidt: Erklärung, Lösung, weg das Problem!

Herr Schmidt, 36-jähriger Informatiker und Mathematiker, vertraute seiner akademischen Ausbildung in vollem Maß. Nur die Fakten zählten. Privat beschäftigte er sich ebenfalls mit Fachliteratur, und abends nahm er an einer privaten Diskussionsrunde mit Gleichgesinnten teil. Sein Beziehungsleben schilderte er als schwierig, irgendwie ginge es nicht mit den Frauen, sie verließen ihn nach kurzer Zeit. Mit sich als Mann, so sagte er, sei er sehr zufrieden. Es läge einfach daran, dass er die Richtige noch nicht getroffen habe.

Seine Lösung: Er entschied sich einfach für seine Arbeit und Karriere. Zu seinen Gefühlen hatte er schlechten Zugang, seit einiger Zeit plagten ihn depressive Verstimmungen, deren plötzliches Entstehen er sich nicht erklären konnte. Eigentlich ginge es ihm doch gut. Aber abends käme er nicht mehr vom Sofa hoch, wenn er nicht einen Termin habe.

Herr Schmidt definierte sich hauptsächlich über seine männlichen Bewusstseinsanteile, seine Ratio, über Zahlen und lösungsorientiertes Denken, über seinen Intellekt. Anfangs wollte er auch seine innere Entwicklung so angehen: Aha, depressive Verstimmung, also: Erklärung, Lösung, weg das Problem!

Ich konnte Herrn Schmidt verdeutlichen, dass diese Lösung bei seinen depressiven Verstimmungen bisher nicht funktioniert hat.

Also erarbeitete ich mit ihm das Prinzip des androgynen Bewusstseins und bat ihn, nach seinem momentanen Erleben, die prozentuale Verteilung dieser Bewusstseinsebene in einem Kreis einzuzeichnen.

Die folgenden zwei Skizzen entstanden (ich bitte hierbei zu bedenken, dass diese Skizzen seinen inneren subjektiven Zustand schildern und keine objektive Realität):

Skizze 1: Wahrnehmung der inneren Bewusstheitsanteile am Arbeitsplatz

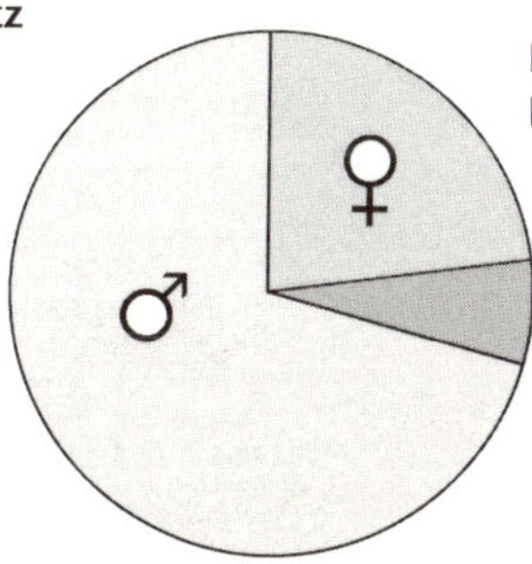

Skizze 2: Wahrnehmung der inneren Bewusstheitsanteile zu Hause

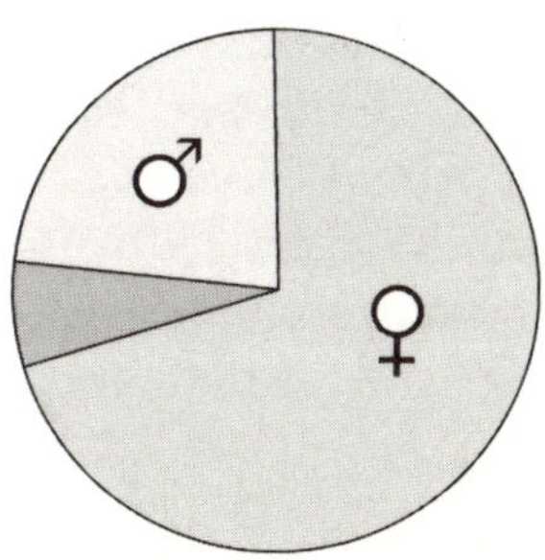

Skizze 1: Während der Arbeit dominierte sein männlicher Anteil, seinen weiblichen konnte er nicht zuordnen, seinen kindlichen spüre er dort nur über Freud- und Lustlosigkeit, die er aber gut übergehen konnte.

Skizze 2: Wenn er allein zu Hause war, so analysierte Herr Schmidt, müsste sein weibliches Bewusstsein dominieren, weil er ja schließlich Depressionen hatte und diese seien ja auch Gefühle und damit der weiblichen Seite zuzuordnen. Seine männliche Seite hatte zu Hause keine große Macht mehr, denn er käme mit seinen intellektuellen Mitteln nicht weiter. Das kindliche Bewusstsein wäre gleich unbedeutend wie an seiner Arbeitsstelle.

Herr Schmidt *versteht* – männlich – die Notwendigkeit, sich mit seinen anderen Bewusstseinsteilen verstärkt zu beschäftigen und eine größere Harmonie zwischen ihnen zu erzeugen. Mit dieser Herangehensweise, nämlich zu verstehen, nutzte Herr Schmidt zunächst seinen stärksten inneren Anteil, die männliche Seite. Durch die Umsetzung des Erkannten hoffte er, so auf längere Sicht auch sein Frauenproblem angehen zu können.

Was ihm auch schließlich gelungen ist.

Treffen Menschen aufeinander, kann man beobachten, wie Frauen oder Männer in Gegenwart des anderen Geschlechts oft augenblicklich ihr Verhalten ändern und bestimmte Rollen spielen, von denen sie annehmen, dadurch männlicher beziehungsweise weiblicher zu wirken. Diese meist unter hohem Krafteinsatz erzeugten Bemühungen bewirken ausschließlich gute soziale Masken, aber nie innere Harmonie. Lernen wir also zu sagen:

Ich bin ganzheitliches Bewusstsein und befinde mich in einem weiblichen oder männlichen Körper. Mein Bewusstsein und meine Fähigkeiten, also die Gesamtheit meines Denkens und Fühlens und Handelns, sind jedoch multipel, sie sind männlich, weiblich und kindlich.

Fehlt uns ein Teil, sind wir in unserer Handlungsfähigkeit stark eingeschränkt. Jemand, bei dem das Weibliche unterrepräsentiert ist, ist ein abstraktes, rein rationales Wesen, abgeschnitten von der Fähigkeit, in einer beziehungsorientierten Welt zurechtzukommen. Diese Problematik wurde im Fallbeispiel von Herrn Schmidt beleuchtet. Dominieren die weiblichen Qualitäten übermäßig, bedeutet dies, keine Persönlichkeit zu haben, sondern mit jeder Strömung oder jedem Impuls mitzuschwimmen. Und vermisst eine Person das Kindliche, ist der Qualitätsaspekt beeinträchtigt, Freude, Glück und Leichtigkeit zu erleben. Nur aus dem Miteinander dieser Prinzipien ergibt sich ein handelndes, erlebendes und mitfühlendes menschliches Wesen.

Den meisten Menschen erscheint, unabhängig vom körperlichen Geschlecht, ein Teil ihres Bewusstseins, der männliche oder weibliche, leichter zugänglich. Der andere wirkt oft mehr im Verborgenen, wird unterdrückt und in der Folge destruktiv verzerrt. Körperliche Gegebenheiten können uns der Verantwortung nicht entbinden, auch den anderen Teil zu integrieren. Die Nichtintegration eines dieser Bewusstseinsteile hat andernfalls schwerwiegende Folgen auf unser Selbstwertgefühl, unser Lebensgefühl und auf unsere Fähigkeit zum partnerschaftlichen Miteinander.

Projektion und andere Verdrängungsmechanismen

Weder der männliche noch der weibliche Teil unseres Bewusstseins kann wirklich fehlen oder fort sein. Er kann nur unterdrückt, verdrängt oder unbekannt sein. Alles, was wir nicht an uns selbst wahrnehmen wollen oder können, werden wir einerseits verbergen und unterdrücken, andererseits nach außen projizieren.

Sobald wir etwas projizieren, erkennen wir es statt im Innen im Außen, so, als gehörte es zu jemand anderem und hätte nichts mit uns zu tun. Dieser Mechanismus funktioniert automatisch, außerhalb unserer bewussten Wahrnehmung. Wäre er bewusst, handelte es sich nicht mehr um eine Projektion.

Projektionen erfüllen eine wichtige Funktion: Einerseits halten sie Unerwünschtes aus dem Bewussten fern, das ist für die Stabilität des Ichs und damit für die psychische Gesundheit von enormer Bedeutung. Andererseits können wir uns selbst im anderen über die Projektion anschauen und uns dadurch langsam mit diesem Anteil konfrontieren, uns sozusagen über den Umweg der Projektion mit ihm anfreunden.

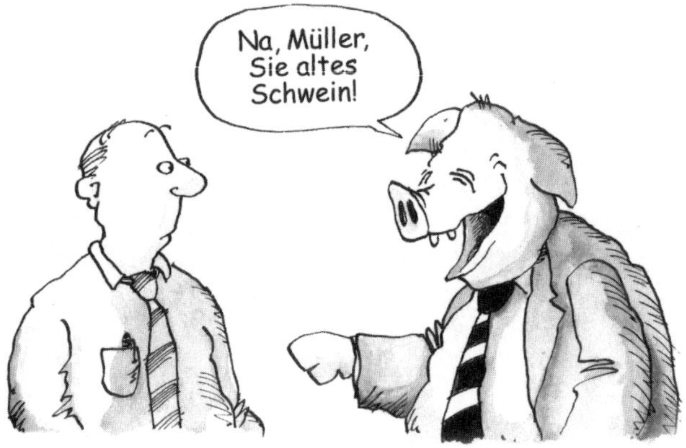

Aber eine Projektion fordert auch ihren Preis. Wir verfügen dann nur eingeschränkt über das Potenzial des Projizierten. Dadurch erschaffen wir automatisch Disharmonie und Leid in unserem Leben.

Es ist nicht möglich, Teile von uns *nicht* zu leben. Unsere Ressourcen fordern Entfaltung und einen Platz in unserer Gesamtpersönlichkeit. Bestimmte, meist ungeliebte Aspekte können vielleicht mittels der Abwehrmechanismen in eine annehmbarere Form gebracht werden, drängen aber immer auf Umsetzung. Alle Persönlichkeitsaspekte, die wir nicht konstruktiv einbringen, werden sich auf destruktive Weise Raum schaffen. Die meist automatisch in Betracht gezogene Alternative, grundsätzliche Wesenszüge von uns nicht zu leben, haben wir nicht. Alles, was wir nicht offen leben, leben wir im Verborgenen, oft sogar so gut verborgen, dass wir selbst es nicht mehr erkennen.

Wenn wir unsere Lebenszeit nicht für uns nutzen, sondern uns nur gegen das Leben und seine Impulse wehren, wird unsere Lebenszeit dennoch verstreichen. Auf die Quantität – auf die Menge des Lebens – haben wir wenig Einfluss, es sei denn, wir beenden unser körperliches Leben durch Suizid. (Aber da wir letztendlich nicht wissen, ob wir dadurch auch unser Leben als geistig-seelisches Wesen wirklich beenden können, ist selbst dieser Ausgang ungewiss.) Entscheidenden Einfluss haben wir aber auf die Qualität – also die Art, wie wir unser Leben gestalten.

Beziehen wir das auf das Thema dieses Buches, so bedeutet das, dass wir nur die Wahl haben, wie wir mit unseren inneren Anteilen, den männlichen, weiblichen und kindlichen, umgehen, dass wir also die Qualität bestimmen können, wie wir sie erleben. Wir haben aber keinen Einfluss auf ihre Existenz, denn unsere inneren Anteile gehören zu unserer Grundausstattung als Mensch und sind dadurch ein bleibendes Charakteristikum.

In den nächsten Kapiteln beschreibe ich die unterschiedlichen Möglichkeiten zur persönlichen Entwicklung, wenn wir uns statt über unser körperliches Geschlecht über unser Bewusstsein definieren und welche Wirkung es auf unsere psychische Gesundheit und unsere Paarbeziehung hat, wenn wir uns mit unseren individuellen Gegebenheiten nicht annehmen.

Zusammenfassung

Ob eine Person weiblich oder männlich ist, wird viel mehr durch ihr dominantes Bewusstsein bestimmt als durch körperliche Gegebenheiten.
Aus dem Verhalten eines Menschen können wir zuverlässigere Rückschlüsse über sein wahres Geschlecht ziehen als durch das Betrachten seines Körpers.
Durch die Integration unserer verschiedenen Persönlichkeitsaspekte verbessert sich die Qualität unserer Paarbeziehungen. Jeder unserer Persönlichkeitsaspekte verschafft sich Ausdruck in unserem Leben, auf konstruktive oder auf destruktive Weise. Etwas nach außen zu projizieren, stellt dabei eine wesentliche Möglichkeit dar, bestimmte Persönlichkeitsanteile nicht selbst wahrnehmen zu wollen oder zu können.

Reflektierende Fragen:

1. Stellen Sie sich vor, Sie bestehen sowohl aus männlichen als auch aus weiblichen und kindlichen Bewusstseinsanteilen. Diese Vorstellung
   - beängstigt mich,
   - gibt mir mehr innere Freiheit,
   - halte ich von mir fern.

2. Können Sie in sich selbst Bewusstseinsanteile spontan als weiblich, männlich oder kindlich einschätzen?
   - Wenn ja, welche?
   - Wenn nein, nutzen Sie die Tabelle mit männlichen, weiblichen und kindlichen Persönlichkeitsmerkmalen am Ende dieses Kapitels.

3. Betrachten Sie die Skizzen aus dem Fallbeispiel auf Seite 39 und versuchen Sie sich selbst einzuordnen.
   - Wie viel männliches Bewusstsein erkennen Sie bei sich, wenn Sie allein sind, in Ihrer Arbeit, in Ihrer Beziehung?
   - Wie viel weibliches Bewusstsein erkennen Sie bei sich, wenn Sie allein sind, in Ihrer Arbeit, in Ihrer Beziehung?
   - Wie viel kindliches Bewusstsein erkennen Sie bei sich, wenn Sie allein sind, in Ihrer Arbeit, in Ihrer Beziehung?

4. Wie standen Ihre Eltern dazu, dass Sie als Mädchen/Junge geboren wurden?

5. Fühlen Sie sich mit Ihrem Geschlecht zufrieden?

6. Wenn Sie sich in dem vorangegangenen Kapitel noch einmal die Vorwürfe auf Seite 30 f. durchlesen: Welche machen Sie eher, welche hören Sie eher?

Männliche, weibliche und kindliche Persönlichkeitsmerkmale:

Der innere Mann	*Die innere Frau*	*Das innere Kind*
Denken und Logik	Fantasie, Traum, Vorstellungs- und Einbildungskraft	sorgt für die Qualität des Lebens
erfasst und analysiert das Leben mit dem Intellekt	intuitives und ganzheitliches Aufnehmen des Lebens	bringt Freude, Spaß und Humor ins Leben
interessiert sich für Fakten und Zahlen	räumliche und bildliche Wahrnehmung	nimmt das Leben, wie es ist, statt es zu bewerten

Der innere Mann	*Die innere Frau*	*Das innere Kind*
interessiert sich für Wortbedeutung und Wortwahl	Sprachfluss, Satzordnung und Reim, musikalische Aktivität, Rhythmus	handelt aus Unschuld
kann gut denken	verarbeitet und integriert Gefühle	macht sich keine Sorgen
ist lösungs-, ergebnis- und zielorientiert	erfasst ganze Zusammenhänge und bildet Synthesen	ist vertrauensvoll
sorgt für Abgrenzung und Eigenständigkeit	sorgt für Nähe und Zusammengehörigkeit	betrachtet alles als Spiel
ist autonom	abhängig	lebt im Hier und Jetzt
sorgt für Neues, verändert Strukturen aktiv	erhält Bestehendes, ist passiv	betrachtet die Dinge mit Neugier
gibt Impulse und Ideen	setzt die Impulse praktisch um	probiert aus
beeinflusst und gestaltet das Leben	nimmt das Leben an und erträgt	experimentiert mit Impulsen spielerisch
gibt Struktur	verschmilzt sich	
behauptet sich und setzt sich durch	fühlt sich ein und ordnet sich unter	ist ein Teil des Ganzen
ist aggressiv	harmonisiert, duldet	ist spontan
trägt	lehnt sich an	
handelt	wartet	spielt
aktiviert	lässt zu, entspannt	lernt

In Wirklichkeit kann eine Frau nur Frau sein,
wenn sie sich selbst bestimmt.

Eva Pierrakos

Die passiv-feminine Frau

Was geschieht, wenn das männliche Bewusstsein oder »der innere Mann«, wie ich diese Ebene bildhaft bezeichne, wenig Einfluss auf das Denken, Fühlen und Handeln einer Frau nimmt? Wir haben dann eine Person vor uns, die sich vor allem über ihre weiblichen Anteile, ihre innere Frau definiert. Ihrer männlichen Aspekte wird sie sich kaum gewahr sein und deswegen dieses Kraftfeld auch nur eingeschränkt einsetzen können. Das bedeutet konkret, dass sie ihre rational-logischen, zielorientierten und strukturgebenden Anteile nicht oder nur wenig als Kraftquelle nutzen kann.

Natürlich handelt es sich hier um fließende Übergänge, von minimaler Überbetonung des Weiblichen bis hin zur vollständigen Verdrängung des Männlichen. Dementsprechend unterschiedlich kommt auch die Wirkung auf das Fühlen, Denken und Handeln einer Person zum Tragen. Ganze Lebensbereiche können gut integriert zusammenarbeiten, oder der Mensch kann sich vollkommen handlungsunfähig erleben.

Wir treffen in der passiv-femininen Frau eine emotional reagierende Person an. Sie wird sich mehr um die Erhaltung und die Pflege des Bestehenden kümmern – das kann bis hin zu Erstarrung und Lähmung in Gewohnheiten führen. Neues wird sie sich ungern erarbeiten, erst wenn andere es erschaffen haben und es ihr sicher erscheint, wird sie es auch für sich beanspruchen.

In ihr wird man vermutlich eine treue, sensible und einfühlsame Freundin haben, die zu Abhängigkeit neigt und sich unterordnet, sich andererseits verantwortlich für die Beziehung einsetzt und sie pflegt. Sie wird sich wohl darin fühlen, für andere zu sorgen, und die Fähigkeit haben, die entsprechenden Lebensräume heimelig zu gestalten. Wenn ihre Beziehungen harmonisch sind, können passiv-feminine Frauen atmosphärische Wunder vollbringen, angefangen von der liebevoll gestalteten Wohnungsdekoration bis hin zu all den kleinen Aufmerksamkeiten, die den Alltag versüßen.

Frau Zenner, eine passiv-feminine Frau, die ihre männlichen Seiten zunehmend integriert hat, drückt diese Fähigkeit in einem Interview folgendermaßen aus:

»Wer ist in Ihrer Beziehung für emotionale Nähe zuständig?«

Frau Zenner: »Ja, ich denke schon, dass ich das mache.«

»Machen Sie das gerne oder ist das etwas, was Sie nicht so gerne tun?«

Frau Zenner: »Das mach ich gern, wenn wir auf so einem bestimmten Level sind, also wenn es uns beiden gut miteinander geht, dann sprüh ich so vor Ideen, was wir alles machen könnten, damit es uns noch besser geht. Wenn es am Abkippen ist oder wenn die Beziehung schlechter wird oder wenn es größere Distanzen gibt, dann ziehe ich mich zurück.«

Beruflich wird eine passiv-feminine Frau eher im Hintergrund wirken, statt eine Führungsposition anzustreben. Kein Betrieb, keine Organisation kommt ohne solche Menschen aus, sie sind es, die für den atmosphärischen Teil eines Systems verantwortlich sind, denen Stimmungsschwankungen bei Kollegen auffallen, die an die Geburtstage denken oder einfach nur realisieren: Der Kaffee ist aufgebraucht. Sie sind es auch, die sich zuverlässig und loyal für ihren Betrieb einsetzen.

Unsere Kultur geht mit weiblichen Qualitäten nicht besonders achtungsvoll um. Deshalb finden diese kleinen, den Alltag versüßenden Handlungen leider oft nicht die angemessene Würdigung. Dementsprechend häufig fühlen sich passiv-feminine Frauen von ihrem sozialen Umfeld weder anerkannt noch wertgeschätzt.

Ein Beispiel:

In einer meiner Ausbildungsgruppen brachte eine Teilnehmerin zu jedem Wochenende selbst gebackenen Kuchen für alle mit, und alle stürzten sich darauf. Ich sprach dieses fürsorgliche Verhalten an und würdigte Gabis Einsatz für die Gruppe. Daraufhin antwortete eine andere Teilnehmerin während des Essens des mitgebrachten Kuchens: »Die Gabi braucht das eben.« Mit dieser Sichtweise konnte sie einerseits den Kuchen genießen und musste andererseits keine Anerkennung geben – denn es war ja sozusagen die neurotische Struktur von Gabi, die sie zwanghaft veranlasste, Kuchen für andere zu backen.

Aus der Schwierigkeit, die männlichen Persönlichkeitsaspekte zu nutzen, erwächst für passiv-feminine Frauen oft ein starkes Problem, sich abzugrenzen und laut für sich einzutreten.

Frau Klein oder: Passiv-feminine Frauen wirken freundlich und nett

Frau Klein, 28 Jahre, kommt wegen einer Angstthematik zu mir in die Beratung. Sie befürchtet, ihre Eltern könnten plötzlich und unerwartet sterben. Frau Klein ist eine hübsche Frau mit einer mädchenhaften Ausstrahlung, sie arbeitet in einem sozialen Beruf. Ihrem Partner gegenüber hat sie zwiespältige Gefühle. Der Partner, so sagt sie, entscheide sich nicht wirklich für sie, sie stehe erst weiter hinten in seiner Prioritätenliste. Er verlange von ihr, dies zu akzeptieren, so sei er eben. Gespräche über ihre Gefühle zueinander seien mit ihm nur schwer möglich. Er wolle sich nicht auf eine Beziehung festlegen, während sie an Ehe und Kinder denke.

Bereits hier wird deutlich, wie Frau Klein sich reaktiv über die Darstellung ihres Freundes definiert. Sie fühlt sich abhängig von ihrem Freund, beschreibt, wie sie oft tagelang zu Hause am Telefon sitzt und auf seinen Anruf oder ein anderes Beziehungszeichen wartet. In diesen Zeiten empfindet sie sich als depressiv, manchmal wie gelähmt, unfähig, etwas anderes zu tun.

Frau Klein ist eine einfühlsame, sensible Frau mit guten Freundinnen, die sie aber, sobald sie eine Paarbeziehung hat, zugunsten des Partners vernachlässigt.

In ihrem Beruf erlebt sie sich anders. Dort ist sie aktiv und fordert auch das ihr anvertraute Klientel zu eigenverantwortlichem Handeln auf. Diesen Personen würde sie empfehlen, sich in solch einem Fall zu trennen. Aber auch am Arbeitsplatz, so stellt es sich mit der Zeit heraus, ärgert sie sich über ihre Bereitschaft, sich ihrer dominanten Kollegin unterzuordnen. Diese könne Erfolge viel besser verkaufen, könne auch auf Kleinigkeiten groß hinweisen, meint Frau Klein.

In der Einzelarbeit mit ihr entstehen anfangs lange Gesprächspausen. Frau Klein fragt mich sowohl durch ihre nonverbale als auch durch ihre verbale Kommunikation Hilfe suchend: »Was soll ich denn tun?«, oder bittet mich indirekt, für sie aktiv zu werden, sie zu »retten«. So beantwortet sie meine Fragen, wie sie mit einer Situation umgehen möchte oder was sie eigentlich wolle, häufig mit einem hilflosen Schulterzucken oder mit der schnellen Antwort: »Das weiß ich auch nicht.«

In einer Sitzung, in der wir an ihrer Beziehung zu ihrem Vater arbeiten, äußert sie, sie empfinde den Zugang zu ihm als schwierig. Anders als ihre Mutter, die offen über sich selbst spreche, sei ihr Vater meistens verschlossen, sodass sie nicht viel über ihn wisse. Grundsätzlich mag sie ihre Eltern, sie komme mit ihnen gut klar.

Ich schlage vor, ihrem Vater aktiv die Fragen zu stellen, auf die sie sich eine Antwort wünscht. Sie findet diese Idee gut, will sie gleich umsetzen und sagt dann: »Warum komme ich nicht selbst auf diese Idee?« An dieser Stelle wird ihr ihre passive und reaktive Art, Kontakt zu gestalten, sehr bewusst.

Ich spüre immer wieder Impulse, sie zu unterstützen, zu trösten oder gar zu »retten«. Ich möchte die manchmal langen Gesprächspausen füllen, ein Teil von mir möchte sie sozusagen vor der Unbill des Lebens beschützen und ihr ein starker Halt sein. Nur mein Wissen, dass es keine wirklichen Opfer gibt, bewahrt mich davor, Frau Klein oder auch andere passiv-feminine Frauen als Opfer ihrer Freunde, ihrer dominanten Kolleginnen und anderer zu sehen.

Passiv-feminine Frauen wirken freundlich und nett, selten sieht man sie offen aggressiv handeln. Die männlich-aggressiven Anteile sind gut getarnt und schwer zu erkennen. Diese Frauen erleben sich selbst so, dass sie stets ihr Bestes geben, hilfsbereit sind und freundlich. Obwohl es wie gesagt keine wirklichen Opfer gibt, sind sie potenzielle Opfer. Immer wieder geraten sie in Situationen, in denen sie sich von anderen ihre Wünsche und Bedürfnisse aufzwingen lassen oder sich in selbstverleugnender Weise unterordnen. Diese Frauen geraten fast zwangsläufig in solche Situationen, denn mithilfe unserer männlichen Persönlichkeitsaspekte – die sie zu wenig integriert haben – grenzen wir uns ab und setzen uns durch. Erhält diese Kraft keinen konstruktiven Platz in einem System, steht sie logischerweise auch nicht als unterstützendes Kraftfeld zur Verfügung – mit fatalen Auswirkungen auf die seelische Gesundheit.

Frau Wenge: Lebensängste und Gefühle von Unfähigkeit

Frau Wenge, 42 Jahre alt, geschieden, ist ebenfalls eine mädchenhaft wirkende hübsche Frau, mit einem gewinnenden Wesen.

Sie kommt, wie Frau Klein, wegen einer Angstthematik in die Therapie. Die Angst, das Leben nicht bewältigen zu können, quält sie, oft bringt sie vor innerer Anspannung keinen Bissen herunter und viele Nächte liegt sie stundenlang wach. Sie findet sich hässlich, möchte sich am liebsten unter weiter »Schlabberkleidung« verstecken. Wenn ihr Sohn erwachsen ist, so äußert sie, möchte sie sich umbringen, denn sie empfindet das Leben als anstrengend, als eine einzige Qual.

Sie selbst stellt fest, dass sie ihre Ängste und lebensnegierende Seite offensichtlich gut verbergen kann, denn niemand kenne diese Seite von ihr und erfasse, wie es ihr wirklich gehe.

Auch Frau Wenge hängt anfangs an meinen Lippen, versucht ihre Entwicklung zu meinem Verdienst zu machen. In den ersten Stunden weise ich sie fast jedes Mal darauf hin, dass jegliche Heilung nur von ihr selbst ausgehen könne.

Weil ihr Mann sie häufig betrog und immer wieder belog, zerbrach ihre Ehe. Dieses Kapitel ihres Lebens muss sie mit sehr viel Scham erfüllen, denn meine Fragen nach ihrer Ehe umgeht sie lange Zeit.

Frau Wenge, eine engagierte Mitarbeiterin in einer medizinischen Praxis, erledigt pflichtbewusst und zuverlässig die ihr aufgetragenen Arbeiten. Aus der Angst, Fehler zu machen, prüft sie jeden ihr nicht so vertrauten Handgriff mehrfach nach. Sie wird vom Praxisteam geschätzt, selbst leidet sie unter dem herrischen Wesen ihres Chefs, der unberechenbar und launisch das Arbeitsklima belaste.

Konsequent widersteht sie dem Griff zu Beruhigungsmitteln und angstlösenden Medikamenten, die für sie leicht zugänglich im offenen Arzneienschrank der Praxis liegen. Sie sagt: »Das habe ich schon ausprobiert, das ist keine wirkliche Hilfe.« Hier zeigt sich ihre Stärke.

Als Frau Wenge eine für sie sehr attraktive Arbeitsstelle angeboten bekommt, verstärken sich sofort ihre Symptome. Sie leidet unter massiven Schlafstörungen, oft sitzt sie nachts stundenlang wach auf dem Sofa. Sie bringt kaum mehr einen Bissen herunter und reagiert mit heftigen Durchfällen und Angstattacken. Sie überlegt deswegen sogar, ihre Bewerbung zurückzuziehen und dem Chef »die Wahrheit« zu sagen, nämlich dass sie völlig ungeeignet für die Stelle sei. Sie ist wie das sprichwörtliche Kaninchen vor der

Schlange von der Angst paralysiert, befürchtet, den neuen Anforderungen nicht gewachsen zu sein.

Überstreng, oft hart und lieblos, beschuldigt Frau Wenge sich immer wieder selbst und stellt unerfüllbare, strenge Erwartungen an sich. Beispielsweise verlangt sie von sich, bisher nicht bekannte Tätigkeiten an der neuen Arbeitsstelle ohne Einarbeitungszeit perfekt und fehlerlos erledigen zu können. Sie äußert sich zu Beginn der Therapie fast in jeder Stunde: »Ich bin ja blöd«, oder: »Ich bin selbst schuld«.

Mit ihren Freundinnen kann sie vieles ansprechen. Es sind Frauen, an die sie sich ein bisschen anlehnen kann, die ihr Mut machen und denen sie eine loyale und zuverlässige Freundin ist.

Wütend oder wenigstens ärgerlich kann ich Frau Wenge anfänglich nicht erleben, sie reagiert eher resignativ, neigt zu depressiven Verstimmungen oder sie sieht Fehler und Schuld nur bei sich. Erst als sie anfängt, lautstark ihrem Ärger Luft zu machen, gelingt ein Durchbruch in der Therapie.

Auch bei ihr kann ich bei mir selbst beobachten, wie sich meine Beschützerimpulse Gehör verschaffen wollen, wie ich immer wieder geneigt bin, an ihrer Stelle aktiv zu werden.

Wenn das Männliche in der Frau zu kurz kommt

In den beschriebenen Fallbeispielen haben wir zwei Frauen vor uns, denen ihre männlichen Persönlichkeitsanteile wenig bekannt sind. Beide definieren sich vor allem über ihre weibliche Seite. Ihr männliches Bewusstsein findet wenig Raum in ihrer täglichen Lebensgestaltung. Es bahnt sich seinen Weg durch das dominant weibliche System und wird dadurch in seinem Kraftausdruck geschwächt, sozusagen »verweiblicht«.

Frau Klein hat große Schwierigkeiten, sich für eigene Bedürfnisse starkzumachen. Das wäre eine männliche Handlung. Oft erkennt sie ihre Bedürfnisse nicht einmal. Wenn sie ohne Partner ist, kann sie gut für sich sorgen, aber sobald ein Partner in ihr Leben tritt, scheint diese Fähigkeit zu verschwinden. Sie reagiert auf die Frage ihres Freundes, was sie tun möchte, mit einer Gegenfrage: was er denn tun möchte. Wenn sie mit seinen Lösungen unzufrieden ist, klagt sie vorwurfsvoll, aber auch hilflos und macht ihm zwischen den Zeilen Vorwürfe.

Wenn die Beziehungen passiv-femininer Frauen länger Bestand haben, kann sich der angestaute Ärger über ohnmächtige Schreiereien Luft machen. Dann haben wir den viel zitierten hysterischen Ausbruch, der zwar hilft, Dampf abzulassen, aber im Grunde nichts bewirkt.

Frau Wenge zeigt eine andere typische Form, wie sich der innere Mann durch ein dominantes weibliches System Gehör verschaffen kann. Bei ihr ist dieses Kraftfeld in vielen Bereichen kollabiert. Statt die wichtige Funktion des Abgrenzens zu erfüllen, wendet sich dann die männliche Seite selbstzerstörerisch durch Selbstbestrafung und übergroße Strenge gegen eigene Fehler und Schwächen und lässt Suizidgedanken entstehen.

Grundsätzlich ist zu sagen, dass viele passiv-feminine Frauen ihren männlichen Anteil auf andere projizieren, sie trauen anderen mehr Handlungskompetenz und Durchsetzungsvermögen zu als sich selbst: ihren Männern, ihren Freundinnen oder Kollegen.

Indem sie ihren inneren Mann nicht zur Geltung kommen lassen, dominiert in Krisenzeiten ihr rezeptives, weibliches Wesen. Wo eigentlich eine verändernde, aktive Haltung hilfreich wäre, entstehen übergroße Passivität, Autoaggression und depressive Gefühlszustände bis hin zu Ängsten. Statt Ärger zu zeigen, »schlucken« passiv-feminine Frauen und machen dadurch die Erfahrung: Ich kann meine Anliegen nicht durchsetzen.

Je nach Persönlichkeitsstruktur können dadurch ganze Lebensbereiche lahmgelegt sein.

Hierzu wieder Auszüge aus dem Interview mit Frau Zenner:

»Erleben manche Menschen Sie als beängstigend?«

Frau Zenner: »Nein.«

»Wie zeigen Sie Aggression, wenn Sie richtig sauer sind?«

Frau Zenner: »Sehr versteckt.«

»Zum Beispiel?«

Frau Zenner: »Zum Beispiel heute: Rainer (ihr Sohn) schmeißt seine Anzugshose in die Wäsche und ich wasch die mit und denk: ›Mist, die ist im Eimer!‹Und grad eben hab ich die aufgehängt und denke: ›Scheiße noch mal, der Rainer schmeißt seine Anzugshose einfach in die Wäsche!‹ Und dann hab ich gesagt: ›Rainer, guck mal, deine Hose war dabei, die ist wahrscheinlich jetzt kaputt‹, und dann sagt er: ›Na und, mir passt sie eh nicht mehr‹, und das hat mich total wütend gemacht, weil ich denk, das ist eine Anzugshose, die kann man weiterverschenken und das hat einen Wert und da zeig ich meinen Ärger sehr (Pause) ja, sanft.«

»Wie weiter, was haben Sie dann getan?«

Frau Zenner: »Ich sag dann: ›Rainer, für mich ist das nicht in Ordnung, die Hose hat für mich einen Wert und ich find das total schade, wenn man die nicht mehr weiterverschenken kann.‹«

»Und was hätten Sie eigentlich gerne gesagt?«

Frau Zenner (laut): »Rainer, das ist Scheiße, was du gemacht hast, das ärgert mich!!!«

»Also sehr viel stärker?«

Frau Zenner: »Ja, viel stärker, ich spür die Wut sehr stark, also nicht so, dass ich dem jetzt eine runterhauen wollte, aber schon ärgerlich, ich zeig das aber sehr sanft.«

Eine wirklich schwierige Aufgabe liegt im Bereich aggressiven Verhaltens. Passiv-feminine Frauen haben größte Schwierigkeiten, ihren Ärger als Kraftquelle zu nutzen. Wo Wut eine wohltuend klärende Wirkung haben könnte, schlucken sie, schweigen oder bleiben wie Frau Zenner auf der Informationsebene und unterschlagen ihren Groll. Ihr Gegenüber erlebt dadurch keine Grenzen und wird zu der Annahme verleitet, noch weiter gehen zu können, denn an dieser Stelle scheint es ja noch keine Grenze zu geben. In der Folge kommt es dann zu Grenzverletzungen.

Bei der passiv-femininen Frau verstärkt sich damit berechtigtermaßen ihr Eindruck von Hilflosigkeit, sich nicht durchsetzen zu können und »Opfer« zu sein. Statt durch ihr Handeln und Sprechen ein Stoppschild hochzuhalten, zieht sie sich zurück, reagiert bestenfalls hilflos, trotzig oder bricht weinend zusammen mit der nonverbalen Botschaft: »Wie kannst du mir das antun!«

Selbst wenn die passiv-feminine Frau mit Worten ihr Anliegen deutlich macht, sagen nonverbaler Ausdruck und Stimmfrequenz oft das genaue Gegenteil.

Auch hierzu wieder Passagen aus dem Gespräch mit Frau Zenner:

»Haben Sie schon mal das Gefühl gehabt, dass Ihr Mann seine Männlichkeit oder seine Kraft dazu einsetzt, um Sie in eine unterlegene Position zu bekommen, verbal oder körperlich?«

Frau Zenner: »Ja, und zwar verbal, wenn ich irgendwas nicht weiß oder was falsch ausspreche oder mich irgendwo nicht auskenne, dann erleb ich ihn sehr machtvoll und dann zeigt er mir, dass ich an dem Punkt sehr schwach bin.«

»Er lässt Sie das spüren?«

Frau Zenner: »Er lässt mich das spüren und er sagt das auch.«

»Und was macht das mit Ihnen? Wie reagieren Sie dann oder wie fühlen Sie dann?«

Frau Zenner: »Früher hab ich viel geweint, also ich bin dann in Tränen ausgebrochen und manchmal ist es auch umgeschlagen in Aggressionen, aber tendenziell zieh ich mich dann eher zurück. Also ich geh dann auf Abstand, Rückzug und fühl mich auch manchmal wie in der Schule, also ich schäm mich dann auch.«

»Das ist mit Scham verbunden. So wie geschulmeistert?«

Frau Zenner: »Ja, ja, und ... «

»Und ... ?«

Frau Zenner: »Oder ich trumpf dann auf und sag: ›Ist mir doch egal!‹«

»Sie haben dann so eine trotzige Haltung?«

Frau Zenner: »Ja.«

»Und was fühlt sich besser an?«

Frau Zenner: »Das Trotzige.«

»Das Trotzige fühlt sich besser an.«

Frau Zenner: »Ja.«

Trotz ist eine hilflose Form der Abgrenzung, die wie bei einem Kind eher belächelt als ernst genommen wird. Trotz sagt: Ich möchte mich ja gerne durchsetzen, aber ich vertrau meinen Fähigkeiten nicht, und deswegen baue ich zusätzlich eine feindselige Haltung auf. Aber selbst wenn Trotz noch eine gewisse Hilflosigkeit beinhaltet, ist er ein Schritt hin in die gewünschte Richtung: dem Einstehen für eigene Anliegen.

Abwartend bis passiv flüchten sich Frauen mit dominant weiblichem Wesen immer wieder in ihre Wunschlösung: Mein Umfeld soll mir meine Wünsche von den Augen ablesen. Im optimalen Fall soll es meine Bedürfnisse erspüren. Tritt dieser optimale Fall nicht ein, entsteht das Gefühl, erdulden oder ausharren zu müssen, zu kurz zu kommen.

Gleichzeitig ist diese Wunschlösung auch sehr verständlich, denn es ist genau die Fähigkeit des Einfühlens, die passiv-feminine Frauen auszeichnet. Sie fühlen sich ja tatsächlich in andere Menschen und sogar in ganze Gemeinschaften so gut ein, dass sie letztendlich nicht mehr wissen, was sie selbst wollen. Und so erwarten sie auch, andere sollten das Gleiche mit ihnen tun.

Wenn es zu Schwierigkeiten kommt, erleben sie sich häufig in einer unguten Abhängigkeit, aus der sie sich schwer oder nur durch einen Kontaktbruch oder einen vollkommenen emotionalen Rückzug befreien können. Die Lösungsmöglichkeiten von passiv-femininen Frauen bewegen sich innerhalb ihres gewohnten Repertoires. Situationen, die ihnen Risikofreude oder neue Lösungswege abverlangen, empfinden sie zunächst einmal als bedrohlich, oft fehlt ihnen der Mut, solch neue Wege einzuschlagen.

Wenn eine Frau ihren männlichen Anteil verdrängt hat, ist das weibliche Prinzip in ihr auch betroffen. Da die beiden Bewusstseinsebenen untrennbar miteinander verbunden sind, bedingt sich auch ihre Entwicklung gegenseitig. Die innere Frau wird sich im vorhandenen Raum nur so sicher fühlen, wie der innere Mann seine Funktion als schützendes und impulsgebendes Prinzip erfüllt. Wenn Sie, liebe Leserin, mehr darüber wissen wollen, wie sich Ihre weiblichen Seiten ohne die Unterstützung Ihrer männlichen entwickeln, lassen Sie sich von der folgenden Tabelle inspirieren. Spüren Sie nach, in welchen Lebensbereichen Sie dem Kraftfeld Ihres weiblichen Bewusstseins konstruktiven Raum geben und wo es sich destruktiv entfaltet.

Die konstruktiv gelebte innere Frau	Die innere Frau ohne Schutz des inneren Mannes
Fantasie, Traum, Vorstellungs- und Einbildungskraft	verliert sich in Tagträumen, kann Einbildung und Realität nicht klar differenzieren
intuitives und ganzheitliches Aufnehmen des Lebens	ist logischen Argumenten gegenüber unzugänglich
räumliche und bildliche Wahrnehmung	verschließt sich gegenüber Fakten
Sprachfluss, Satzordnung und Reim, musikalische Aktivität, Rhythmus	verliert sich im Sprechen, ohne eine inhaltliche Aussage zu machen
verarbeitet und integriert Gefühle	dreht sich in sich wiederholenden Gefühlsmustern, Ausweglosigkeit

erfasst ganze Zusammenhänge und bildet Synthesen	bekommt Schwierigkeiten, eine Entscheidung zu treffen
sorgt für Nähe und Zusammengehörigkeit	verliert das Gefühl für die eigene Identität, verliert sich in symbiotischen Mustern
abhängig	kann sich nicht lösen
erhält Bestehendes, ist passiv	Erstarrung in Gewohntem
setzt eigene innere Impulse praktisch um	wird zum »Befehlsempfänger« der anderen
nimmt das Leben an und erträgt	erduldet masochistisch
verschmilzt sich	gibt sich auf
fühlt sich ein und ordnet sich unter	verliert eigene Anliegen aus den Augen und kann sich nicht behaupten
harmonisiert, duldet	schweigt aus Angst vor Streit
lehnt sich an	ist unfähig, eigene Bedürfnisse zu erspüren

Die Rolle der Eltern bei passiv-femininen Frauen

In der Geschichte passiv-femininer Frauen finden wir häufig einen dominanten, oft auch angstauslösenden oder abwesenden Vater. Die Bindung zwischen Vater und Tochter wird von seiten der Tochter nicht als tragend, sicher erlebt. Entweder weil sie immer wieder durch destruktive Machtspiele bis hin zur offenen Gewalttätigkeit verletzt wird oder weil der Vater schlichtweg nicht da ist. Der Vater wird entweder zu einer Person, die das Mädchen fürchtet, dessen Macht sie aber bewundert, oder er ist als Bezugsperson nicht vorhanden, weil er abwesend ist. Die männliche Identifikationsfigur fehlt dann.

Frau Wenge beispielsweise hatte große Angst vor ihrem Vater. Er demütigte sie oft, stellte sie vor anderen bloß oder wertete sie in ihren schulischen Leistungen derart ab, dass sie, erstarrt vor Angst, kein einziges Wort mehr hervorbrachte. Gleichzeitig verehrte sie ihn, denn er schien ihr mächtiger als alle anderen, und wenn sie genügend demütig war, sich klein- oder schlechtgemacht hatte, konnte sie sich seines Schutzes sicher sein.

Nur in ihren sportlichen Leistungen akzeptierte ihr Vater sie und zeigte ihr seine Anerkennung. Hier bewahrte sich Frau Wenge auch einen heilen inneren männlichen Teil, sie entwickelte eine große Zähigkeit und gab nicht auf, wenn sie eine Hoffnung auf Erfolg sah. Diese Haltung konnte sie auch auf andere Bereiche übertragen und konnte sich dadurch immer wieder selbst schützen.

Die Mutter passiv-femininenr Frauen ist häufig eine schwache Person, die ihre männlichen Anteile selbst nicht integriert hat. Sie ordnet sich ihrem Mann unter und tritt wenig für eigene Bedürfnisse ein. Oft hat sie große Angst, Fehler zu machen, und handelt deswegen lieber überhaupt nicht. Es ist der Typ Mutter, der sagen könnte: »Warte, bis am Abend der Papa zu Hause ist ...« Die Tochter erlebt die Mutter als schwach, im schlimmeren Fall auch als jemand, der ihr nicht beisteht und sie verrät.

Frau Wenge erzählte dazu ein Erlebnis aus ihrer Kindheit. Mit ungefähr neun Jahren ließ sie verbotenerweise eine Freundin auf dem Fahrradgepäckträger mitfahren. Dabei stürzten die beiden, und Frau Wenge brach sich das Handgelenk. Zunächst versuchte sie aus Angst vor Strafe zu Hause nichts zu sagen, nachdem sie aber die Schmerzen nicht mehr länger ertragen konnte, vertraute sie sich der Mutter an. Mit dem Satz »Das hast du jetzt davon!« schickte die Mutter das kleine, weinende Kind allein zum Arzt in den mehrere Kilometer weit entfernt liegenden Nachbarort.

Erleben sich Mutter und Tochter in keiner konstruktiven Beziehung zum Partner beziehungsweise Vater, dann zieht die Mutter die Tochter auf ihre Seite und versucht eine Koalition der Schwachen zu schließen, indem sie die Tochter zur Mitwisserin, zur Verbündeten macht, mit der sie ihre Abneigung gegen den Mann, den Vater oder auch ganz allgemein das Männliche teilt. Der Vater wird zum Starken, manchmal zum Bösen, die Mutter zur Guten, oft zum bedauernswerten Opfer. Die Tochter identifiziert sich mit der Mutter, lehnt ebenfalls das Männliche ab und wird dadurch genauso schwach wie ihre Mutter.

Dieser Typ Frau sehnt sich in der Partnerwahl nach dem »Ritter in schimmernder Rüstung«, der sie wie Dornröschen aus dem Bannkreis des Schlosses und dem Zauberspruch der bösen Fee (dem Gefangensein im weiblichen Prinzip) befreit, sie beschützt und sie auf den Armen in die Welt trägt. Sie sucht nach einem Partner, der genügend stark für beide ist und bereit, das männliche Prinzip in ihr Leben zu bringen und es für sie zu leben.

Frau Zenner hat diesen Wunsch, beschützt und versorgt zu werden, bereits in gesündere Bahnen gelenkt, aber dieses Bedürfnis scheint, wie der folgende Interviewauszug zeigt, nach wie vor problematisch für sie zu sein.

»Sind Sie eine Person, die lieber einen Partner beschützt, oder eine, die sich lieber beschützen lässt?«

Frau Zenner: »Beschütze ich den Christian? (Pause) Beschütze ich ihn oder werde ich lieber vom Christian beschützt? Also, am Anfang der Beziehung habe ich das sehr geschätzt, auch beschützt zu werden, aber das hat sich verändert. Ja.«

»Und heute?«

Frau Zenner (lange Pause): »Kann ich gar nicht beantworten. Kann ich wirklich nicht beantworten.«

Dass Frau Zenner diese Frage nicht beantworten kann, verbunden mit langen Pausen, deutet darauf hin, dass für sie hier ein heikles Thema angesprochen wird. Frau Zenner ist eine Frau, die bereits seit langer Zeit an sich arbeitet und ihre männliche Seite gut integriert hat – und trotzdem sehnt sie sich offensichtlich noch nach dem »Ritter in schimmernder Rüstung«. Die Suche nach dem starken

Erretter weist auch auf ihr Dilemma hin, denn es ist tatsächlich die männliche Kraft, die in ihrem Gesamtsystem unterrepräsentiert ist.

Der Partner als Beschützer

Eine passiv-feminine Frau erfährt in ihrer Identifikation mit weiblichen Qualitäten aber auch starke gesellschaftliche Achtung. Sie ist eine »richtige« Frau! Die traditionelle Sichtweise sagt: Ein Partner wird ihr Halt und Schutz geben. Es ist also naheliegend, dann auch zu hoffen, ein Mann, der Partner, könne das Fehlende sozusagen in ihr Leben »implantieren«. Gesellschaftlich verkörpert sie damit genau die traditionell und kirchlich festgeschriebene Rolle einer Frau. Dadurch stellt sie ihren Lösungsversuch – Errettung durch einen starken Mann – auch lange nicht in Frage. Wenn sie den passenden Partner gefunden hat, so hofft sie, lösen sich durch die Liebe ihre Probleme von allein.

Die passiv-feminine Frau fühlt sich von dominanten, starken Menschen angezogen, die Struktur, Halt und Stärke in ihr Leben bringen. Sie selbst gibt Bindung, Raum und Geborgenheit. Auf den ersten Blick klingt das wie ein gutes Jobsharing. Er gibt Stärke, Schutz und Sicherheit, sie füllt diesen Raum mit einer guten Seinsebene, bringt Emotionalität, Nähe und Beziehung. Eine andere Person kann aber nie eigene Anteile ersetzen. Vielleicht kann es kurzzeitig so erscheinen, aber längerfristig kann innere Stärke immer nur aus dem eigenen Selbst erwachsen. Es liegt nicht in unseren Möglichkeiten, das Potenzial eines anderen Menschen in der für ihn vorgesehenen Weise zu leben. Zwar können wir voneinander lernen, wir können uns auch unterstützen, aber wie wir das Gelernte im Endeffekt umsetzen, wird immer unseren eigenen inneren Vorstellungen entsprechen. Aus genau diesem Grund sind alle Lösungsversuche von passiv-femininen Frauen, die darauf basieren, ein anderer könnte etwas für sie tun oder erledigen, letztlich zum Scheitern verurteilt. Wollen sie an Stärke gewinnen, führt kein Weg an der Aktivierung ihrer männlichen Anteile vorbei.

Heilungsschritte

Wenn Sie, liebe Leserin, sich als passiv-feminine Persönlichkeit erkennen, liegt die Aufgabe vor Ihnen, schrittweise Ihre verschütteten männlichen Anteile wieder freizulegen. Nur so können Sie von deren Kraft profitieren. Das bedeutet für Sie, sich von begrenzenden Rollenvorstellungen frei zu machen und Ihre männliche Seite nicht weiter nach außen zu projizieren.

Das ist zunächst nicht ganz einfach, denn möglicherweise sind Sie mit Ihrem inneren Mann wenig in Verbindung. Davon ausgehend, dass jedem Menschen androgyne Kräfte innewohnen, geht es nicht darum, etwas Neues zu entwickeln, sondern Bestehendes wiederzuentdecken und zu nutzen. Willigen Sie in ein »Bodybuilding« für Ihren inneren Mann ein, gestehen Sie ihm wieder seine ursprüngliche Kraft zu und »entweiblichen« Sie ihn.

Als Erstes ist es hilfreich, sich Bereiche Ihrer Biografie zu vergegenwärtigen, in denen Ihnen die Kraft und Stärke Ihres männlichen Selbst zur Verfügung stehen. Denn es ist nicht überall verschüttet, selbst wenn es vielleicht vordergründig so erscheint. Erinnern Sie sich also an Situationen, in denen Sie Entscheidungen getroffen haben, an Konfliktsituationen, in denen Sie sich durchsetzten, oder an Umstände, in denen Sie sich durch Handeln oder Worte hervorgehoben haben. Ich empfehle immer, Auswertungen dieser Art schriftlich zu machen, denn Aufgeschriebenes ist nicht so flüchtig wie Gedachtes.

Sollten Ihnen wirklich überhaupt keine gut gelösten Konfliktsituationen einfallen, schlage ich Ihnen das Gespräch mit einer Freundin vor, denn oft sehen andere Menschen Stärken, die man selbst nicht erkennt.

Als Nächstes sollten Sie sich Situationen vergegenwärtigen, in denen Ihr innerer Mann nicht zur Verfügung stand, weil Sie ihn zum Schweigen verurteilt haben. Sind das umschlossene Bereiche, wie Konfliktsituationen, Freizeitgestaltung, berufliche Stresssituationen, Beziehungsfragen oder sind hier ganze Teile Ihres Lebens betroffen? Auch hier ist die schriftliche Aufzeichnung sinnvoll, so schmerzhaft deren Ergebnisse zunächst auch wirken mögen. Konflikte werden *nicht* weniger, indem man nicht hinschaut!

Überlegen Sie: Was sagen Ihre Glaubenssätze über Männlichkeit? Was haben Sie sich erhofft, das ein Mann einmal in Ihr Leben bringt? Auch hier ist eine intensive Selbstauswertung hilfreich.

Vielleicht denken Sie jetzt: »Oje, da lauert ja jede Menge Arbeit!« Das ist richtig, aber nur selber denken macht schlau. Sie werden hier keine vorgefertigten Meinungen finden, da es sich um Ihr eigenes Leben handelt und nur Sie selbst Ihre inneren Motivationen kennen.

Die Auseinandersetzung mit Ihren Erwartungen an Männer ist deswegen so wichtig, weil Sie hier eigene Inhalte finden, die Sie schlichtweg auf Männer projiziert haben. Vielleicht denken Sie zum Beispiel manchmal: »Mein Mann beschützt mich nicht, wie er es als Ehemann tun sollte. Er lässt mich ins offene Messer laufen statt für mich einzutreten.«

Verhält es sich nicht genauso mit Ihrem inneren Mann? Bedenken Sie, es ist die Aufgabe des inneren Mannes, die gesamte Persönlichkeit zu schützen, sie gegen Angriffe abzugrenzen oder zu verteidigen. Weil Sie Ihr berechtigtes Anliegen auf Schutz spüren, selbst aber befürchten, dazu nicht in der Lage zu sein, erhoffen Sie sich Schutz von einem äußeren, sichtbaren Mann.

Wenn Sie die auf Seite 67 beschriebene Visualisierungsübung durchführen, richten Sie Ihr besonderes Augenmerk auf Ihren inneren Mann und die Vertrauensbeziehung des inneren Mannes zur inneren Frau. Arbeiten Sie intensiv an deren Zusammenarbeit, denn es ist nicht nur das männliche Bewusstsein, welches sozusagen den Dienst verweigert, das weibliche steht ihm auch mit Skepsis und Misstrauen gegenüber. Beide müssen einen Schritt aufeinander zu machen, sich vergeben und einen Vertrag für eine neue Beziehung aushandeln. Nur so kann es zu einer konstruktiven Zusammenarbeit kommen. Wie sich das auf Ihre realen Beziehungen auswirkt, können Sie im Kapitel »Der aktiv-maskuline Mann und die passiv-feminine Frau« lesen.

Willigen Sie weiterhin in ein »Abgrenzungsbodybuilding« ein. Üben Sie, einmal am Tag Ihre Meinung zu sagen, Nein zu sagen, ohne Ihre Entscheidung zu begründen.

Nutzen Sie Situationen, in denen Sie sich geärgert haben, als Übungsfeld. Lernen Sie Ihren Unmut auszudrücken.

Und haben Sie Verständnis für Ihre unterdrückten männlichen Anteile, wenn Sie Ihre Aufgabe noch nicht perfekt erledigen. Geben Sie sich Zeit für diesen Prozess der Neuausrichtung. Eine meiner eigenen Grunddevisen ist: Das Ergebnis ist nicht wichtig. Wichtig ist der Schritt in die gewünschte Richtung.

Lassen Sie sich von Frau Zenner inspirieren, die eine sehr kreative Lösung gefunden hat, wie dieser Interviewauszug zeigt:

»Und wenn Sie jetzt so eine furchterregende Situation vor sich haben, wie gehen Sie damit um, wie bewältigen Sie das für sich?«

Frau Zenner: »Ich versuch mir Mut zu machen und mir einzureden, ich werd schon irgendwie ankommen, ich werd's schon irgendwie schaffen, ich werd nicht verloren gehen, also ich versuch, positiv mit mir zu reden.

Ich hab so eine kleine Mappe, die nenn ich ›Powermappe‹, und mir sind einfach schon viele Sachen im Leben gelungen, und dann sag ich: »›Sigrid, das hast du alles schon hingekriegt, das wirst du schon schaffen!‹«

»Sie haben sich eine Powermappe angelegt, wo Sie Situationen aufgeführt haben, die Sie schon gut geschafft haben – wie kreativ!«

Frau Zenner: »Wo an mich unerwartet Aufgaben herangetragen wurden, wo ich zuerst glaubte, diese Aufgaben nicht erfüllen zu können, und wo ich sie dann wunderbar auf geniale Weise gemeistert habe. Und da hab ich Bilder reingelegt und auch Briefe – wenn mir Teilnehmer Briefe schreiben, wo mir irgendwas besonders gut gelungen ist ... Das ist so eine richtige Kraftmappe.«

»Toll! Das ist eine wirklich gute Idee!«

Zusammenfassung

Passiv-feminine Frauen haben große Schwierigkeiten, ihr männliches Kraftfeld konstruktiv zu nutzen. Es wird verweiblicht. Dadurch fühlen sie sich in ihrem Alltag oft schwach und handlungsunfähig und laden zu Grenzüberschreitungen geradezu ein.

Sie ersehnen sich eine Lösung durch den »richtigen« Mann. Er, so hoffen sie, bringt die fehlende Stärke. Das funktioniert nicht.

Die Lösung besteht darin, Stück für Stück die verschütteten männlichen Anteile freizulegen, sich mit ihnen zu versöhnen und vor allem sie zu trainieren und zu stärken.

Geleitete Fantasiereise

Die folgende Fantasiereise ist in der persönlicheren Ansprache, dem Du, geschrieben, das erleichtert es Ihnen, sich einzulassen. Am besten machen Sie diese Übung zusammen mit einem guten Freund, einer guten Freundin. Diese kann Ihnen den Text langsam mit Pausen zum Nachspüren vorlesen. Später ist es ratsam, auch die Fantasiereise »Begegnung des inneren Mannes mit der inneren Frau« auf Seite 112 zu unternehmen, denn Sie sind ja immer beides: weiblich *und* männlich.

Begegnung mit dem inneren Mann

Erlaube dir eine bequeme Sitzhaltung oder lege dich auf eine komfortable Unterlage. Erlaube dir mehrere tiefe Atemzüge. Mit jedem Ausatmen entspanne deinen Körper noch ein Stückchen mehr. All deine Aufmerksamkeit ruht jetzt auf deiner Atmung.

Du atmest ein, du atmest aus. (3 x wiederholen)

Mit deiner inneren Aufmerksamkeit begleite mich jetzt auf eine kleine Reise. Du verlässt diesen Raum und befindest dich auf einer wunderschönen grünen Wiese. Die Luft ist angenehm warm, ein kleiner Wind streichelt deine Haut. Du nimmst die Farben wie einen Duft in dich auf, das Grün der Wiese und all die kleinen Farbpunkte der blühenden Blumen.

Langsam schlenderst du über die Wiese, spürst die Berührung des Grases unter deinen Füßen. Du spürst eine große innere Ruhe.

Beim Weitergehen erkennst du in der Ferne ein Haus. Obwohl du es noch nicht genau sehen kannst, fühlst du dich wie magisch zu diesem Haus hingezogen.

Und während du näherkommst, nimmst du nach und nach alles besser wahr, und du spürst, es ist dein Haus.

- Betrachte die Form deines Hauses,
- die Farbe deines Hauses,
- die Umgebung, in der dein Haus steht,
- die Fenster und die Türen.

Die Eingangstür ist einladend geöffnet, voller Neugier durchschreitest du sie, denn du spürst, es ist ein guter Ort.

Viele Türen gehen von einem Eingangsraum ab, du hast große Lust, sie alle zu erforschen. Aber heute entscheidest du dich für eine, auf der »Arbeitszimmer« steht. Du betrittst einen großen Raum. Da gibt es viel zu entdecken, aber du fühlst dich von einem großen Spiegel angezogen, der die ganze linke Seite des Raumes ausfüllt – ein großer Spiegel.

Du stellst dich vor ihn und blickst hinein. Zunächst siehst du nur dich selbst darin, es scheint ein magischer Spiegel zu sein, denn er spiegelt nur dich selbst.

Und während du hineinschaust, beginnt sich im Spiegel aus deinem Körper heraus die Form eines Mannes zu bilden.

Du kannst erkennen, wie dir manche Teile vertraut vorkommen, Teile deines Körpers zu sein scheinen, manche Teile dir aber auch weniger vertraut sind.

Du nimmst das ganze Erscheinungsbild dieses Mannes in dich auf, seinen Kopf, seine Haare, sein Gesicht, seinen Oberkörper, seinen Unterkörper, die Arme und Hände, die Beine und Füße.

Erlaube dir, genau hinzuschauen.

- Wirkt der Mann eher kräftig oder eher schwach?
- Was vermitteln seine Augen?
- Was seine Hände?
- Wie steht er auf dem Boden?

Du spürst, er möchte dir etwas sagen, und du hörst seine Stimme in dir.

Er spricht darüber, wie er sich fühlt als ein Teil deines Bewusstseins, als Teil des Ganzen.

Heute hörst du nur zu, du verteidigst dich nicht, du reagierst nicht.

- Er spricht darüber, was er für das Gesamtsystem tut.
- Er spricht darüber, ob er sich gewürdigt fühlt.
- Ob und wo er seinen Platz einnehmen kann.
- Er spricht darüber, wo er mehr Erlaubnis, mehr Unterstützung bräuchte.

Vielleicht spürst du, dass du ihm bisher nicht die Anerkennung gegeben hast, die angemessen wäre, vielleicht weil du dir über seine Anwesenheit nicht einmal im Klaren warst.

Du verstehst jetzt, dass er Teil deiner Gesamtpersönlichkeit ist, du nur mit ihm wirklich handlungsfähig bist.

In dir entsteht der Wunsch, eure Zusammenarbeit bewusster wahrzunehmen, sie zu festigen.

Du trittst näher an den Spiegel, eure Hände berühren sich.

Du beginnst die Schwingung deines inneren Mannes tief einzuatmen, ihn durch deinen Atem in dich aufzunehmen. Und so werden aus zwei Paar Augen ein Paar Augen, aus zwei Herzen ein Herz, aus zwei Körpern ein Körper.

Und wenn du jetzt wieder in den Spiegel schaust, kannst du wieder deinen dir vertrauten Körper sehen, aber du stellst fest, dass du dich irgendwie verändert hast, denn Aspekte deines inneren Mannes kannst du jetzt an deinem Körper ebenfalls deutlich im Spiegel sehen.

Erlaube dir wahrzunehmen, wo du in deinem Körper die Schwingung deines männlichen Bewusstseins erkennen kannst.

Langsam ist es jetzt Zeit, dich aus deinem Arbeitszimmer zurückzuziehen. Du tust das leichten Herzens, da du an diesen Ort des Lernens jederzeit zurückkehren kannst.

So verlässt du dein Arbeitszimmer und befindest dich im Eingangsbereich deines Hauses. Du verlässt dein Haus, spürst die Frische der grünen Wiese unter deinen Füßen, und mit einem tiefen Einatmen wirst du dir deines Körpers wieder bewusst.

Atme mehrmals tief durch und öffne deine Augen.

Es ist sinnvoll, die Eindrücke solcher Fantasiereisen schriftlich festzuhalten und sie gegebenenfalls mit der begleitenden Person zu besprechen.

Ein gesunder, integrierter Mann repräsentiert niemals ausschließlich das aktive Prinzip.

John Pierrakos

Der aktiv-maskuline Mann

Der aktiv-maskuline Mann zeigt sich überwiegend über sein männliches Bewusstsein. Wie die passiv-feminine Frau gängigen Bildern von Weiblichkeit entspricht, erfüllt er die nach wie vor herrschende Auffassung von Männlichkeit. Ich möchte noch einmal betonen, dass es *den* aktiv-maskulinen Mann eigentlich nicht gibt, genauso wenig, wie es die anderen beschriebenen Typen in dieser ausschließlichen Form gibt.

Entwicklung umfasst immer eine ganze Bandbreite individueller Möglichkeiten, in diesem Fall vom Ignorieren der weiblichen Impulse in Teilbereichen des Lebens bis hin zu einer vollkommenen Verdrängung des Weiblichen. Die nachfolgenden Beispiele von Herrn Brecht und Herrn Trenkler zeugen von starker Verdrängung. Der Ehemann von Frau Zenner aus dem vorangegangenen Kapitel – Herr Zenner – dagegen begann sich aufgrund einer Krise seiner weiblichen Seite zu stellen.

Wir leben in einer männlich orientierten Welt, in der weibliche Qualitäten zwar genutzt, aber wenig gewürdigt werden. Trotz aller Bemühungen um Gleichberechtigung befinden sich Politik und Wirtschaft nach wie vor überwiegend in Händen von Männern, selten auch in Händen von Frauen mit dominant männlichem Bewusstsein.

Viele Politiker vereint eine vergleichbare Haltung: Ihre für alle sichtbaren Handlungen bezeugen mangelndes Gewahrsein ihrer weiblichen Anteile und sind die Ursache von Gewalt, Fanatismus und Krieg. Die Entscheidungen solcher Personen haben fatale Auswirkungen auf unser Weltgeschehen und auf das Leben vieler Menschen. Wären sie in Verbindung mit ihren weiblichen Anteilen, würden sie nicht so lebensmissachtend agieren und aus strategischen Gründen den Tod so vieler Menschen unter dem Oberbegriff »Kollateralschäden« in Kauf nehmen. Auch Deutschland blickt auf eine jahrhundertealte Tradition der Überbetonung des Männlichen und der Unterdrückung und Bekämpfung des Weiblichen zurück. Die Generation unserer Großväter wurde zunächst mittels preußischer Erziehungsideale, später über die Ideologie Hitlers zum Bild des deutschen Mannes geformt. Die damalige Kriegsmaschinerie brauchte Menschen, die in der Lage waren, ihre Gefühle zu unterdrücken, zu funktionieren und bei Bedarf zu töten. Mehrere Generationen traumatisierter und gefühlsarmer Männer waren der Preis. Und es brauchte lange Zeit, bis diese Männer ihren Söhnen wieder Gefühle zugestanden.

So wie passiv-feminine Frauen sich weitgehend über weibliche Bewusstseinsinhalte definieren, so sehen sich aktiv-maskuline Männer in ihrer überbetonten Handhabung des Männlichen täglich bestätigt. Warum sollten sie sich mit ihren Gefühlen und ihrer rezeptiven Seite beschäftigen? Sie sind doch schließlich Männer und keine Weicheier!

Aktiv-maskuline Männer nutzen von sich aus kaum therapeutische Hilfe, denn das würde ja bedeuten, dass etwas in ihrem Umgang mit ihren Gefühlen korrekturbedürftig wäre. Die Hinwendung zur eigenen Psyche kommt für sie nur dann infrage, wenn ihre Ehen auseinanderbrechen. Dann kommen sie, sozusagen der Frau zuliebe, mit in die Paarberatung. Oder wenn ihr Körper einen Notstand ausruft, indem er als Folge einseitiger Haltungen einen Herzinfarkt, Magengeschwüre oder andere Stresserkrankungen produziert: Dann suchen sie wegen ihres Symptoms ärztliche Hilfe auf, in der Hoffnung, mittels einer Tablette könne der Notstand behoben werden. Funktioniert das nicht, erwägen sie manchmal, aber eher selten, psychotherapeutische Hilfe. Dabei wiegen sie sich in der Hoffnung, es sei alles in Ordnung, ihr Körper habe nur einen organischen Defekt, dem wie bei einem Auto mit einem Ersatzteil abzuhelfen sei, der aber mit ihrer emotionalen Grundhaltung nichts zu tun habe. Und, leider, unsere momentanen medizinischen Sichtweisen unterstützen sie häufig in diesem Denken.

Es folgt ein kurzer Interviewauszug, der diese Problematik verdeutlicht. Herr Zenner, mittlerweile 53 Jahre alt, hatte sich mit 30 Jahren für eine Psychotherapie entschlossen, nachdem seine Ehe gescheitert war und er mit depressiven Verstimmungen und Arbeitsstörungen darauf reagiert hat. Obwohl diese Entscheidung so lange zurückliegt und er aus seiner heutigen Sichtweise ausschließlich davon profitiert hat, ist das Sprechen darüber noch schamerfüllt.

»Sie haben damals eine Depression gehabt?«

Herr Zenner: »Ja, ich war über das, über die (Pause) wie sagt man (Pause) über die Diagnose war ich ein bisschen geschockt, weil die Therapeutin dann auf diese Abrechnung ›Depressive Neurose‹ geschrieben hat, und da konnte ich mich also überhaupt nicht wiedererkennen, damals. Ich hab das dann sogar moniert und hab gesagt, das wär's doch nicht, und so, ja.«

»Sie waren auch ein bisschen gekränkt?«

Herr Zenner: »Ja, na klar, einfach, na ja gut, wenn man sich da auf den Weg macht, will man es am Anfang noch nicht so genau wissen (Pause), vielleicht ist das so.«

Es kommt beim Sprechen zu Gesprächspausen, die Wortwahl scheint Herrn Zenner schwerzufallen, sie entspricht jedenfalls nicht seinen sonstigen verbalen Fähigkeiten. Im Gespräch beobachte ich, wie er die Augen niederschlägt und körperlich unruhig wird. All das sind typische Zeichen einer inneren emotionalen Dynamik, Zeichen von Scham und Selbstbewertung.

Aktiv-maskuline Männer als Sinnbild der Stärke und Durchsetzungskraft

Aktiv-maskuline Männer werden stets die Position des Starken für sich beanspruchen. Sind sie eigentlich die Schwächeren, gar die Unterlegenen, werden sie dies mittels der immer funktionierenden Abwehrmechanismen uminterpretieren, leugnen oder sie werden eigenes Verhalten idealisieren.

Sie sind mit ihren logisch-rationalen Kräften, ihrer Stärke und ihrer Fähigkeit, sich durchzusetzen, sehr gut im Kontakt und qualifizieren sich dadurch auch für entsprechende Positionen. In ihrem beruflichen Umfeld zeigen sie sich leistungsstark und kompetent, solange sie mit ihren Emotionen nicht in Konflikt kommen.

Aktiv-maskuline Männer haben den Eindruck, ihr Leben könnten sie ausschließlich mithilfe ihres analytischen Verstandes managen. Entscheidungen, die offensichtlich aus dem Bauch heraus getroffen werden und für sie nicht rational nachvollziehbar sind, erfüllen sie mit Skepsis. Davon sind ganze Lebensbereiche betroffen, in erster Linie ihre Gefühle, aber auch der ganze Bereich der geistig-seelischen Lebensführung sowie alles, was im weiteren Sinn mit dem Begriff »unwissenschaftlich« bezeichnet werden kann.

Wichtig ist es, darauf hinzuweisen, dass es dem aktiv-maskulinen Mann nicht möglich ist, seine weibliche Seite nicht zu leben, es ist nur möglich, sich ihrer nicht *bewusst* zu sein. Es wurde herausgefunden, dass Menschen täglich rund 200 emotionale Entscheidungen treffen, davon sind ihnen nur etwa fünf bis zehn Prozent bewusst. Alle anderen werden ohne Reflexion, aufgrund bisher gemachter Erfahrungen, getroffen. Spricht man Menschen darauf an, welcher Hintergrund zu ihrer Wahl geführt habe, finden sie meist eine scheinbar rationale Erklärung.

Zahlen wie diese verdeutlichen, welcher Illusion diejenigen anhängen, die glauben, sich rein logisch-rational zu entscheiden. Tatsächlich sind es unsere weiblichen Bewusstseinsanteile, wie zum Beispiel Gefühle, Intuition oder Reproduktion des Bestehenden, aus denen heraus wir den größten Teil unserer Entscheidungen treffen.

Der aktiv-maskuline Mann wird also aufgrund seiner inneren Haltung für seine »Bauchentscheidungen« innerhalb kurzer Zeit logische Begründungen finden, sie dadurch sozusagen nachträglich als rational und logisch deklarieren. Den Part des Irrationalen, Gefühlvollen delegiert er sicherheitshalber an andere, bevorzugt an seine Partnerinnen.

Aber wie sich in der passiv-femininen Frau der innere Mann über Forderungen, Nörgeleien, Kritik oder Autoaggression einen Weg in destruktiver Weise bahnt, wird auch die unterdrückte innere Frau des aktiv-maskulinen Mannes einen Weg finden, um ans Tageslicht zu kommen. Dabei nutzt sie dann die verfügbare Stärke der männlichen Seite für ihre Zwecke und wird vermännlicht.

Beachten Sie im folgenden Interviewauszug, wie Herr Zenner seine Aggressionen rechtfertigt, umschreibt oder schönt, bis dahin, Sätze nicht zu beenden und ihren Inhalt dann doch lieber im Unausgesprochenen zu lassen. Da Herr Zenner seine weiblichen Anteile mittlerweile recht gut integriert, kann er, wenn auch unter Drehen und Winden, seine aggressive Seite zugeben.

»In Ihrer jetzigen Beziehung, zeigen Sie da Aggressionen?«

Herr Zenner: »Ja, ich bin schon wütend, also es gibt Situationen, da bin ich wütend, da passt mir was nicht, das versuche ich zu äußern, das hat lange gedauert, es so zu äußern, dass es sozial verträglich ist.«

»Wie war das davor?«

Herr Zenner: »Ha, da bin ich schon geplatzt, da bin ich sehr laut geworden, sehr aggressiv, und hab zwar nicht zugeschlagen, aber hab ...«

»Haben Sie gezeigt, ich könnte gewalttätig sein, wenn ich wollte?«

Herr Zenner: »Ja, ja …«

»Das heißt, manchmal hat Sie Ihre Partnerin auch schon mal als angsteinflößend erlebt?«

Herr Zenner: »Ich denke, dass es Situationen gibt, in denen schon Angst ausgelöst worden ist, doch, das kann ich mir zumindest gut vorstellen.«

Wir gestalten unser Leben mit allen Persönlichkeitsanteilen! Leider wird dieser Tatsache zu wenig Rechnung getragen. Wir haben nur die Möglichkeit, die Qualität zu bestimmen. Alles, was wir wirklich an uns mögen, wird einen konstruktiven Platz im Leben einnehmen, alles, was wir an uns negativ bewerten, ablehnen, fürchten oder verdrängen, wird auch in einer negativen Erscheinungsform ins Leben einfließen. Jede Qualität wird konstruktiv oder destruktiv gelebt werden, in ihrer Licht- oder ihrer Schattenseite, eine andere Möglichkeit gibt es nicht.

Fanatismus ist beispielsweise ein destruktiver männlicher Ausdruck des spirituellen Strebens. Lügen, Manipulation und Machtspiele können die weibliche Fähigkeit zur Bindung ersetzen.

Weibliche Persönlichkeitsanteile sind unter anderem für die emotionale Verarbeitung zuständig. Nicht integriert, äußern sie sich als Stimmungsschwankungen und als launisches Wesen. Bedienen sich diese Launen der männlichen Kraft, kann es auch zu Gewalthandlungen oder anderen folgenschweren eruptiven Gefühlsausbrüchen kommen. Selbstmitleid oder gekränktes Schweigen sind weitere Mittel, um unterdrückte Gefühle an den Tag zu bringen.

Mitgefühl ist eine Qualität, die dem Weiblichen in uns zugeordnet wird. Fehlt es, haben wir eine Person vor uns, die, da machtvoll, auch potenziell gefährlich ist, weil sie keine Skrupel hat, sich unsauberer Kommunikationsmethoden zu bedienen, beziehungsweise diese als gerechtfertigt interpretiert.

Alle diese Reaktionsweisen verbindet, dass sie der rosaroten Färbung durch die inneren Abwehrmechanismen unterliegen.

Bei mangelnder Integration der weiblichen Bewusstseinsanteile kann es zu wirklichem psychischen Terror oder gewalttätigem Handeln kommen, wie im folgenden Fallbeispiel von Herrn Brecht beschrieben. Herr Brecht hielt emotionales Fehlverhalten seinerseits schlichtweg für ausgeschlossen.

Herr Brecht: Das Opfer hier bin ich!

Das Ehepaar Brecht kam in die Beratung, die Beziehung stand kurz vor der Trennung. Beide Partner hatten über längere Zeit Außenbeziehungen.

Ich beschränke mich in diesem Beispiel auf das Verhalten von Herrn Brecht, um die Problematik des aktiv-maskulinen Mannes zu verdeutlichen. Ich möchte aber betonen, dass die destruktiven Anteile von Frau Brecht sehr gut sichtbar wurden, sie also zwar das Opfer seiner gewalttätigen Seiten war, er aber ebenso Opfer ihrer destruktiven Anteile.

Herr Brecht war erfolgreich im Finanzwesen tätig. Er hatte eine von ihm negierte Alkoholthematik, die er so weit im Griff hatte, dass er sozial unauffällig blieb. Herr Brecht sah die Schuld für die Paarkonflikte ausschließlich im Verhalten seiner Frau begründet.

Ich selbst stand dieser Haltung skeptisch gegenüber, da ich einerseits davon überzeugt bin, Paarkonflikte werden immer von einem Paar gemeinsam »gestrickt«, andererseits erlebte ich ihn in seinen Schattenanteilen als eine wirklich aggressive, dominante und selbstmitleidige Persönlichkeit. Seiner Meinung nach war sein einziger Fehler in der Beziehung, dass er sich zu weich und nachgiebig seiner Frau gegenüber verhalte und sie ihn deshalb ausgebeutet habe – das ist interessanterweise das von aktiv-maskulinen Männern am häufigsten vorgebrachte Argument für ihre Probleme in der Partnerschaft. Sie idealisieren damit ihre tatsächlich vorhandene Qualität des Beschützens.

Herr Brecht verhielt sich kooperativ, solange es um die Schwächen oder destruktiven Handlungen seiner Frau ging. Sobald es aber um ihn ging, blockierte er jegliche Zusammenarbeit, rechtfertigte sein Verhalten mit erstaunlichen Begründungen, erklärte rigoros, alle seine »kleinen« Verfehlungen seien ausschließlich die Folge der größeren Fehler seiner Frau, oder er leugnete schlichtweg Fakten. Er kämpfte wie ein Löwe, aber worum?

In den Beratungen kam es zu starken Spannungen und zu lautstarken Streitgesprächen. Ich musste all meine Autorität aufbieten, um eine förderliche Kommunikationsstruktur aufrechtzuerhalten, was mir nicht immer gelang.

Irgendwann in einer dieser für mich sehr herausfordernden Stunden geriet Herr Brecht vollkommen außer sich. Er schrie seine Frau an, beschuldigte mich und ignorierte sämtliche Kommunikationsregeln. Um zu verhindern, dass er sich anschließend wegen seiner Entgleisung schämte, versuchte ich ihn einerseits zu begrenzen, ihn aber andererseits zu entlasten. Gleichzeitig war ich bemüht, seine Frau zu unterstützen, die verständlicherweise seinen Wutausbruch persönlich nahm. Ich befürchtete bereits während dieser Stunde, er werde zu keiner weiteren Beratung mehr kommen. Und dem war auch so.

Er erklärte seiner Frau, ich sei offensichtlich unfähig und meiner Rolle nicht gewachsen.

Auch das ist eine interessante und typische Verhaltensweise. Wäre ich kompetent genug gewesen, hätte er seinen Wutanfall nicht haben müssen, drückte Herr Brecht damit aus. Er verstand sich als unschuldiges Opfer seiner gewalttätigen Ausbrüche, verantwortlich dafür waren die anderen.

Nach solchen Stunden frage ich mich manchmal, ob es nicht besser gewesen wäre, Goldschmiedin zu werden ...

Wenn Sie, lieber Leser, wissen wollen, wie sich Ihre männlichen Anteile entwickeln, wenn das weibliche Bewusstsein unterdrückt wird, können Sie mit der folgenden Tabelle arbeiten.

Der konstruktiv gelebte innere Mann	Der innere Mann ohne Zusammenarbeit mit der inneren Frau
Denken und Logik	orientiert sich ausschließlich an Fakten
erfasst und analysiert das Leben mit dem Intellekt	negiert die Bedeutung von emotionalen Zusammenhängen, es geht dann häufig um Recht und Unrecht
interessiert sich für Fakten und Zahlen	wertet Gefühle anderer ab, rationalisiert eigene
interessiert sich für Wortbedeutung und Wortwahl	ist wortgewaltig, argumentiert andere in die Ecke
kann gut denken	vertraut nur dem Intellekt
ist lösungs-, ergebnis- und zielorientiert	wird ungeduldig, wenn es um den Prozess und das anteilnehmende Zuhören geht
sorgt für Abgrenzung und Eigenständigkeit	fühlt sich schnell eingeengt, ist bindungsgestört
ist autonom	hat Angst vor seinen abhängigen Anteilen
sorgt für Neues, verändert Strukturen aktiv	hat Schwierigkeiten, das Bestehende zu pflegen
gibt Impulse und Ideen	ist auf der Jagd nach Reizen und Eroberungen
beeinflusst und gestaltet das Leben	kommt innerlich nicht zur Ruhe, hoher innerer Stresspegel
gibt Struktur	zwanghaft, fanatisch
behauptet sich und setzt sich durch	zwingt anderen seine Vorstellungen auf
ist aggressiv im Sinne von mutig nach vorn gehen	hat unkontrollierte Wutausbrüche
trägt	überlastet sich, hat eine Workaholic-Struktur

Der aktiv-maskuline Mann und seine Gefühle

Der aktiv-maskuline Mann wird zunächst seine Gefühle unterdrücken. Starker seelischer Druck oder sonstiger großer Stress lassen die unterdrückten Gefühle auf gewalttätige Weise ausbrechen oder sich auf psychosomatische Weise ausdrücken. Eine andere Möglichkeit ist die ritualisierte Entladung mittels Alkohol im Bekanntenkreis. Der Mann wird sich Männerfreundschaften widmen, die sich auf dem Sportplatz abspielen oder Gesprächen, die Autos, Aktienkurse oder die neueste weibliche Eroberung zum Inhalt haben.

Ein Mann berichtet: Die Frau eines Freundes habe sich von ihm getrennt, und der Freund befinde sich nun in einer schweren Krise, die sich auch auf sein bisher erfolgreiches Geschäft ausgeweitet habe. Er selbst bekam lange Zeit davon nichts mit, obwohl sie sich wöchentlich trafen. Nachdem die Krise seine gesamte Existenz umfasste, zog sich der Freund von allen Kontakten zurück und begann zu trinken. Nur durch Zufall habe er, der Erzähler, von diesem Zustand Kenntnis bekommen.

Die Freundschaften eines aktiv-maskulinen Mannes können in einem ritualisierten Rahmen, wie Stammtisch oder Sporttraining, recht lange andauern, aber sie bieten keinen Raum für emotionalen Austausch oder innere Erfahrungen. Gefühle oder Schwäche zu offenbaren, aktiviert die Angst, unmännlich zu sein, vielleicht sogar homosexuell zu sein. Indem der aktiv-maskuline Mann mehrere Flaschen Bier zwischen sich und seine Gefühle stellt, wird es ihm leichter fallen, sie zu zeigen, um dann am nächsten Morgen mit der Aussage »Mein Gott, war ich gestern besoffen!« die Verantwortung für das Gezeigte abzulehnen. Schwäche, Niederlagen oder emotionale Krisen macht er lieber mit sich selbst aus, ist sogar oft vollkommen unfähig, sie zur Sprache zu bringen.

Im Gegensatz zur passiv-femininen Frau, die unter dem scheinbaren Fehlen ihrer maskulinen Fähigkeiten leidet und sich ihre Errettung durch eine genügend starke Person erhofft, ist eines der großen Probleme des aktiv-maskulinen Mannes, dass er in dem Glauben lebt, ihm fehle nichts. Schließlich ist er doch auf der Seite der Starken, der Autonomen, der Unverletzlichen.

Wenn es da nicht ein großes Problem gäbe: Etwas rumort im Hintergrund seiner Psyche, ein Gegner, ich sollte sagen, eine Gegnerin, die sich nicht einschätzen lässt und aufgrund ihrer Verdrängung im Unsichtbaren lauert. Eine Gegnerin, die manchmal plötzlich hervorbricht, das Gesamtsystem an sich reißt und dann nicht mehr kontrollierbar ist. Eine Gegnerin, die so gefährlich ist, weil ihr Wesen und Handeln unbekannt und deswegen nicht einschätzbar sind. Diese Gegnerin projiziert der aktiv-maskuline Mann auf seine Partnerinnen, er fürchtet, sie könnten ihn vereinnahmen, fremdbestimmen, ihn kontrollieren und einengen, ihn »an ihren Brüsten ersticken«.

All diese Befürchtungen sind richtig, nur der Adressat für sie ist falsch. Nicht integrierte weibliche Anteile können beim aktiv-maskulinen Mann bildhaft gesprochen regelrecht anschwellen und ihn zu gewalttätigen Gefühlsausbrüchen, zu eifersüchtigem Verhalten und zu anderem folgenschweren unkontrollierbaren Verhalten veranlassen. Das liegt daran, dass die weiblichen Anteile vermännlicht werden und dadurch eine ungeheure Kraft entfalten.

Er erlebt die Situation dann so, als ob eine andere Person durch ihn handle, er fremdbestimmt und durch das Weibliche terrorisiert sei. Er möchte jedenfalls nicht die Verantwortung für seine explosiven Ausbrüche übernehmen, sicherheitshalber schiebt er sie seiner Partnerin oder anderen in die Schuhe, weil sie ihn schließlich mit ihrem Verhalten dazu getrieben haben. In diese Kategorie fallen auch die Männer, die Frauen vergewaltigen und anschließend sagen: »Die hat mich provoziert, die wollte ja nichts anderes, so wie die gekleidet war.« Oder die ihre Schlägerei mit den Worten begründen: »Der hat Streit gesucht.«

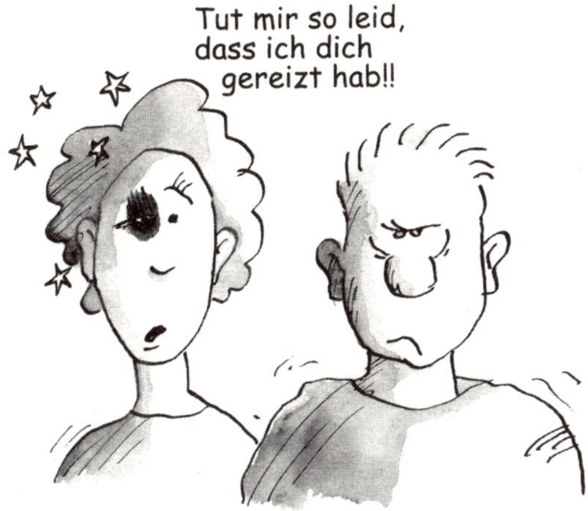

Eine der Aufgabe des Unbewussten ist es, Nichtintegriertes immer wieder vorzulegen, bis von der Person neue Verarbeitungsmöglichkeiten gefunden sind.

Auf einer Ebene seines Seins erkennt der aktiv-maskuline Mann den Wert von Gefühlen, Intuition, eben weiblicher Verarbeitung. Und wie die passiv-feminine Frau sieht auch er die Lösung in der Paarbeziehung. Durch eine Partnerin, so hofft er, könne er an diesen Gefühlsaspekten teilhaben.

Er möchte dafür ihr starker Held sein, was natürlich die Möglichkeit in sich trägt, gleichzeitig die Partnerin – das Weibliche – kontrollieren zu können. Ihr Beitrag soll es sein, Bindung, Behaglichkeit und emotionale Geborgenheit in die Beziehung einzubringen. Von ihr erwartet er, sie möge ihn verstehen, ohne dass er seine Gefühle zeigt, weiterhin soll sie den Part der Beziehungspflege übernehmen. Parallel projiziert er aber auch seine Angst vor seinen weiblichen Anteilen auf sie, was ein starkes inneres Dilemma nach sich zieht. Seine Lösung besteht auf Dauer sehr häufig in der Suche nach einer Außenbeziehung. Dadurch umgeht er seine Ängste vor Gefühlen, Bindungen – eben dem Weiblichen.

Herr Trenkler: Keine Chance auf Veränderung

Herr Trenkler, ein erfolgreicher Geschäftsmann, entschied sich auf hartnäckiges Drängen seiner Frau für die zehnmalige Teilnahme an einer Paarberatung. Nur unter der Bedingung einer zeitlichen Begrenzung ließ er sich auf die Gespräche ein. Wenn es in diesem Zeitraum nicht zu einer Veränderung kommen sollte, habe es sowieso keinen Sinn, meinte er.

Die Eheberatung wurde seitens der Frau angestrebt, weil sie die Außenbeziehungen ihres Mannes nicht länger hinnehmen wollte. Während der Paargespräche gab Herr Trenkler vor, seine Außenbeziehungen zu beenden. Glaubhaft versicherte er, sich wieder verstärkt auf seine Frau einlassen zu wollen.

Seine Aussagen und Bekenntnisse zu ihr entpuppten sich jedoch nach den zehn Stunden als Lügen. Wie sich durch verschiedene »Zufälligkeiten« herausstellte, hatte Herr Trenkler zu keiner Zeit vorgehabt, auf seine Seitensprünge zu verzichten, was er auch später nach heftigem Nachbohren seiner Frau zugab. Auf die Frage, warum er dann überhaupt in die Paartherapie eingewilligt habe, antwortete er, dies sei der Weg des geringsten Widerstands gewesen.

Dieses Paar trennte sich einige Zeit später. Herr Trenkler war nicht bereit, auch nur ansatzweise Verantwortung für seine Gefühle und damit die Konflikte des Paares zu übernehmen.

Natürlich kann die Partnerin die Beziehungspflege und die Verantwortung für emotionale Nähe nur bedingt übernehmen.

Ein aktiv-maskuliner Mann, mit mittlerweile recht gut integrierten weiblichen Anteilen, drückte dies nach dem Tod seiner Partnerin so aus: »Jetzt muss ich mich ja um das ›Beziehungsmodul‹ selbst kümmern, das hat sie ja bisher immer erledigt.«

Diese Delegation der Gefühlswelt kann, wenn überhaupt, nur auf begrenzte Zeit funktionieren, da Gefühle ein Teil der individuellen Persönlichkeit sind und deswegen auch nur durch uns selbst, in unserer persönlichen Weise, ausgedrückt werden können. Nach kurzer Zeit wird sich der Mann sonst von den Bemühungen seiner Partnerin erdrückt, in seinen Freiheitsgelüsten eingeschränkt fühlen, wie dies bei Herrn Trenkler der Fall war. Nun hat er den Beweis: Das Weibliche ist potenziell gefährlich, muss folgerichtig unterdrückt und kontrolliert werden.

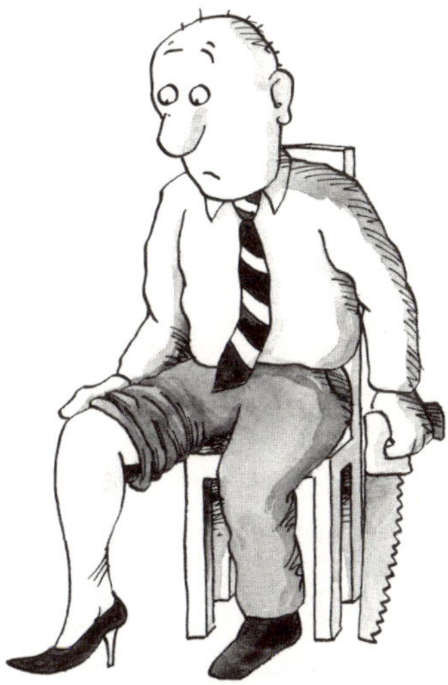

Ein Teufelskreis, aus dem ihm oft nur eine existenzielle Lebenskrise heraushelfen kann. So steuern diese Männer solche Lebenskrisen – finanzielle Einbrüche, Unfälle, Scheidungen – meist unbewusst regelrecht an, denn die innere Frau wird so lange drängen, bis sie integriert wird.

Die größte Angst eines aktiv-maskulinen Mannes ist es, schwach zu sein. Er möchte gerne ausschließlich stark sein. Das Leben drückt sich aber durch ein ständiges Hin und Her zwischen dualen Erfahrungen aus. Durch duale Erfahrungen erkennen wir uns letztendlich in unserer individuellen Persönlichkeit, mit allen schillernden Facetten unseres Seins. Der Glaube, *nur* stark sein zu können, ist eine Illusion, denn unsere größte Stärke ist meistens auch unsere größte Schwäche.

Der aktiv-maskuline Mann wird spätestens im mittleren Alter die Zeichen von Schwäche nicht länger ignorieren können. Andere verfügen dann über die von ihm früher beanspruchte Macht und Potenz. Er versucht diesen Zustand so lange wie möglich hinauszuschieben. Hier finden wir die viel zitierte Midlife-Crisis des Mannes. Wenn die Haare dünner, die Haut faltiger, der Bauch dicker werden, die Jungmanager die interessanten Positionen übernehmen und die jungen, attraktiven Frauen sich mehr für die attraktiven Jungmanager interessieren, kauft er sich plötzlich zwischen 45 und 50 ein Sportcabriolet, verlässt seine Familie zugunsten einer jüngeren Geliebten und beginnt sich so zu verhalten, als ob ihm ewige Potenz und Jugend beschieden seien.

Solange er seine weibliche Seite nicht integriert, wird er nicht würdevoll altern können, denn der Verlust von Macht und Stärke erfüllt ihn mit existenziellen Ängsten, die er stur versucht, mit den bisher erfolgreich angewandten Mitteln in den Griff zu bekommen.

Realistischerweise müssen wir einräumen: Wir werden als Säuglinge in die Abhängigkeit zu unseren Eltern hineingeboren, durchlaufen eine Phase der Stärke und im Alter oder bei schweren Krankheiten schließt sich der Kreis, indem wir wieder von Menschen abhängig werden. Unabhängigkeit und Autonomie sind also folgerichtig zeitlich begrenzte Erfahrungen.

Die Kindheit einer aktiv-männlichen Person dominiert meist ein starker Vater. Diese Stärke zeigt sich vorwiegend in ihrem destruktiven Erscheinungsbild: als gewalttätige Herrschsucht, als Machtspiel. Die Mutter ist in ihrer Präsenz eher schwach und kann sich nicht durchsetzen. Der Junge beschützt, bemitleidet oder verachtet sie.

Herr Grunewald: Identifikation mit dem herrschsüchtigen Vater

Herr Gerhard Grunewald, Jurist, 55 Jahre alt, hatte einen wirklichen Tyrannen zum Vater. Zwar schlug er die Kinder nicht, er terrorisierte sie aber durch Zynismus, Abwertung und Überforderungen. Der kleine Gerhard verstummte immer mehr, durchlief im Vorschulalter eine autistische Phase, in der sich die Großmutter sicher war: Das Kind kommt mal in die Sonderschule. Seine Mutter war ihm keine Hilfe, sie war selbst schwach und unfähig, sich gegen den dominanten Ehemann durchzusetzen.

Als erwachsener Mann begann sich Herr Grunewald später mehr und mehr mit der väterlichen Haltung zu identifizieren und vergleichbare Methoden anzuwenden. Er wurde leise und gefährlich, wenn er sich durchsetzen wollte, delegierte seine Gefühlswelt an seine Partnerinnen, um sie dann abzuwerten.

Er reagierte geschockt und peinlich berührt, als ich ihn mit seinem Handeln konfrontierte und auf die Parallelen zu seinem Vater hinwies.

Wie bei der passiv-femininen Frau ist es Aufgabe des aktiv-maskulinen Mannes, die verschütteten Anteile wieder zu integrieren. Das ist ohne eine Krise für ihn meist nicht möglich, denn er fühlt sich seiner Rolle so sicher, er erfährt Bestätigung durch sie, und jetzt soll er sich für etwas öffnen, von dem er zunächst nur fürchtet, es schwäche ihn, mache ihn verletzlich, nehme ihm etwas von seiner Stärke?! Nicht zu vergessen, diese Aufgabe konfrontiert ihn auch mit seiner latenten Angst vor Homosexualität. Viele homosexuelle Männer zeigen ihre weiblichen Anteile offen, und darin liegt wohl auch eine starke Bedrohung für alle, die sich das nicht zugestehen.

Die Vorzüge, die er dadurch bewirken kann, sind für ihn nicht ohne Weiteres sichtbar. Erst durch das Zusammenbrechen seiner Beziehungen oder durch Erkrankungen ist er gezwungen, sich mit den bisher unterdrückten Teilen zu beschäftigen. Das ist dann auch der früheste Zeitpunkt, an dem ein aktiv-maskuliner Mann bereit ist, sich mit seiner Psyche auseinanderzusetzen.

Heilungsschritte

Wenn Sie, lieber Leser, ein aktiv-maskuliner Mann sind, beweist allein die Tatsache, dass Sie zu diesem Buch gegriffen und es bis hierher gelesen haben: Sie haben bereits begonnen, sich mit Ihrer weiblichen Seite zu beschäftigen. Für Sie besteht die Dringlichkeit, einen Zugang zu Ihrer weiblichen Seite oder Ihrer inneren Frau zu finden. Dazu müssen Sie sich Ihren Ängsten vor Gefühlen stellen, Ihren Ängsten vor dem Weiblichen schlechthin. Die Integration Ihrer weiblichen Teile wird Sie eher stärken statt schwächen, wie Sie vielleicht befürchten. Erlauben Sie sich einen rationalen und profitorientierten Zugang zu diesem Thema, denn logisch und klar denken zu können, wird eine Ihrer Stärken sein. Machen Sie sich klar, wodurch sich weibliche Anteile auszeichnen, dass sie Charakteristika jedes Menschen sind, und Sie sich einfach nur um die Hälfte Ihres Potenzials betrügen, wenn Sie sich weiterhin nur über Ihre männlichen Anteile definieren.

Erforschen Sie, woher Ihre Ansichten über Schwäche, Unterlegenheit und Abhängigkeit stammen, welche Befürchtungen sie in Ihnen aktivieren und vor allem, auf wen Sie Gefühle dieser Art projizieren. Es ist auch hier sinnvoll, Auswertungen dieser Art schriftlich zu machen. Investieren Sie einmal Zeit in ein inneres statt ein äußeres Ziel. Das kann eine intensive, neue Erfahrung für Sie werden.

Eine Ihrer Schwierigkeiten dabei könnte es sein, dass Sie nicht wirklich ehrlich zu sich sind, weil es Ihnen schwer fällt, mit eigenen Schwächen umzugehen. Ein mutiger

Schritt wäre es, Ihre Partnerin um Unterstützung zu bitten, da deren Sichtweise vermutlich objektiver ist.

Als Nächstes nehmen Sie Kontakt mit Lebensbereichen auf, in denen Sie erfolgreich vom Bewusstsein Ihrer inneren Frau profitieren, ohne es bisher als das, was es ist, erkannt zu haben. In welchen Bereichen Ihres Lebens haben Ihre intuitiven Entscheidungen zu Ihrem Erfolg beigetragen?

Ein erfolgreicher aktiv-maskuliner Manager, der berufsbedingt viele Personalgespräche führen musste, erklärte mir einmal, er träfe seine Entscheidungen über Neueinstellungen ausschließlich nach seinem ersten persönlichen Eindruck, nie nach den Bewerbungsunterlagen. Der finanzielle Erfolg seiner Firma und die Loyalität seiner Mitarbeiter gaben und geben ihm recht.

Wo verfügen Sie über die Fähigkeit, sich einzufühlen?

Machen Sie sich klar, welcher Profit auf Sie wartet, wenn Sie sich emotional einfühlen und Ihre eigenen Gefühle erkennen können, welche konstruktive Auswirkung das auf Ihre Partnerschaft haben wird. Richten Sie Ihren sportlichen Ehrgeiz auf dieses Thema, denn es wird eine dem Sport vergleichbare Anstrengung erfordern, Ihr Ziel zu erreichen. Wahre Stärke resultiert aus der Fähigkeit, mit Schwächen umgehen zu können!

Eine gute Hilfestellung ist es, sich öfter täglich zu fragen: Was fühle ich gerade jetzt? Was vermute ich, fühlt mein Gegenüber?

Natürlich, dies erfordert Training, aber wenn Sie nur mit diesen beiden Fragestellungen cirka ein halbes Jahr arbeiten, werden Sie eine deutliche Entwicklung spüren. Wenn Sie mit der Einfühlungsfrage arbeiten, versäumen Sie es nicht, Ihre Ergebnisse gelegentlich zu überprüfen. Sie erinnern sich, die Selbsttäuschung…!

Machen Sie eine Übung beim Telefonieren: Fragen Sie sich, wer am Telefon sein wird, wenn es klingelt. Sie werden überrascht sein, wie häufig dies gelingt! Oder trainieren Sie mit der Frage: Wie wird die Stimmung meiner engen Mitarbeiter heute Morgen sein? Entwickeln Sie Kreativität, denn es gibt viele Fragestellungen, mit denen Sie Ihre intuitiven Kräfte trainieren können, zum Beispiel: Welche Werte habe ich in meinem Leben erschaffen? Wie pflege ich sie, wenn sie bereits vorhanden sind?

Hier bietet sich der Beziehungsbereich an, über den ich ausführlicher im Kapitel »Der aktiv-maskuline Mann und die passiv-feminine Frau« schreibe.

Machen Sie sich unbedingt klar, welchen Gewinn es Ihnen bringt, wenn Sie die in Ihnen sowieso vorhandenen weiblichen Anteile schöpferisch leben.

Sie werden in Ihrer Arbeit erfolgreicher werden, Sie werden Ihre finanzielle Situation optimieren und auf jeden Fall werden Sie Ihr Beziehungsleben verbessern!

Selbst wenn es Ihnen auf den ersten Blick suspekt erscheint: Lassen Sie sich auf die im Anschluss folgende geleitete Fantasiereise zu Ihrem weiblichen Bewusstsein ein, und versuchen Sie, so viel Informationen wie möglich zu bekommen.

Zusammenfassung

Aktiv-maskuline Männer sind meist so stark von ihrer weiblichen Seite abgeschnitten, dass sie einen Handlungsbedarf nur durch eine existenzielle Lebenskrise erkennen. Der unterdrückte und vermännlichte weibliche Anteil drückt sich durch ein gewalttätiges, launenhaftes Wesen aus, das auf der anderen Seite von Selbstmitleid erfüllt ist.

Die Lösung besteht zunächst darin, die weiblichen Anteile nicht als Bedrohung, sondern als Bereicherung zu erkennen, um sie dann durch ein gezieltes Training zu integrieren.

Geleitete Fantasiereise

Die folgende Fantasiereise ist in der persönlicheren Ansprache, dem Du, geschrieben, das erleichtert es Ihnen, sich einzulassen. Am besten machen Sie diese Übung zusammen mit einem guten Freund, einer guten Freundin. Dieser oder diese kann Ihnen den Text langsam mit Pausen zum Nachspüren vorlesen. Wenn Sie das nicht möchten, lesen Sie die Anleitung abschnittsweise, machen dann aber lange Pausen, in denen Sie Ihre Augen schließen und das Gelesene bestmöglich visualisieren.

Es ist sinnvoll, später auch die Fantasiereise »Begegnung des inneren Mannes mit der inneren Frau« auf Seite 112 zu machen, denn Ihr Inneres ist eine Zusammensetzung verschiedenster Bewusstseinsinhalte, und deswegen werden Sie Ihren inneren Mann ganz anders erleben, als Sie sich selbst im Spiegel wahrnehmen.

Wenn Sie sich immer wieder mit diesen inneren Bewusstseinsebenen beschäftigen, werden sich die von Ihnen wahrgenommenen Bilder verändern. Mit der Zeit wird in Ihnen eine klare Wahrnehmung für diese Schwingungen entstehen.

Begegnung mit der inneren Frau

Erlaube dir eine bequeme Sitzhaltung oder lege dich auf eine komfortable Unterlage.

Erlaube dir mehrere tiefe Atemzüge. Mit jedem Ausatmen entspanne deinen Körper noch ein Stückchen mehr. All deine Aufmerksamkeit ruht jetzt auf deiner Atmung.

Du atmest ein, du atmest aus. (Dreimal wiederholen)

Mit deiner inneren Aufmerksamkeit begleite mich jetzt auf eine kleine Reise. Du verlässt diesen Raum und befindest dich auf einer wunderschönen grünen Wiese. Die Luft ist angenehm warm, ein warmer Wind streichelt deine Haut. Du nimmst die Farben wie einen Duft in dich auf, das Grün der Wiese und all die kleinen Farbpunkte der blühenden Blumen.

Langsam schlenderst du über die Wiese, spürst die Berührung des Grases unter deinen Füßen. Du spürst eine große innere Ruhe.

Beim Weitergehen erkennst du in der Ferne ein Haus. Obwohl du es noch nicht genau sehen kannst, fühlst du dich wie magisch zu diesem Haus hingezogen.

Und während du näher kommst, nimmst du nach und nach alles besser wahr, und du spürst, es ist dein Haus.

- Betrachte die Form deines Hauses,
- nimm die Farbe deines Hauses in dich auf,
- auch die Umgebung, in der dein Haus steht,
- die Fenster und die Türen.

Die Eingangstür ist einladend geöffnet, voller Neugier durchschreitest du sie, denn du spürst, es ist ein guter Ort.

Viele Türen gehen von einem Eingangsraum ab, du hast große Lust, sie alle zu erforschen. Aber heute entscheidest du dich für eine, auf der »Arbeitszimmer« steht.

Du betrittst einen großen Raum. Da gibt es viel zu entdecken, aber heute fühlst du dich von einem großen Spiegel angezogen, der die ganze linke Seite des Raumes ausfüllt – ein großer Spiegel.

Du stellst dich vor ihn und blickst hinein. Zunächst siehst du nur dich selbst darin, aber es scheint ein magischer Spiegel zu sein, denn er spiegelt nur dich selbst und nicht den Raum.

Und während du hineinschaust, beginnt sich im Spiegel aus deinem Körper heraus die Form einer Frau zu bilden.

Du kannst erkennen, wie dir manche Teile vertraut vorkommen, Teile deines Körpers zu sein scheinen, manche Teile dir aber auch weniger bekannt sind.

Du nimmst das ganze Erscheinungsbild dieser Frau in dich auf, ihren Kopf, ihre Haare, ihr Gesicht, ihre Brust, ihren Bauch, die Arme und Hände, die Beine und Füße.

Erlaube dir, genau hinzuschauen.

- Wirkt die Frau eher kräftig oder eher schwach?
- Was vermitteln ihre Augen?

- Was ihre Hände?
- Wie steht sie auf dem Boden?

Du spürst, sie möchte dir etwas sagen, und du hörst ihre Stimme in dir. Sie spricht darüber, wie sie sich fühlt als ein Teil deines Bewusstseins, als Teil des Ganzen.

Heute hörst du nur zu, du verteidigst dich nicht, du reagierst nicht.

- Sie spricht darüber, was sie für das Gesamtsystem tut.
- Sie spricht darüber, ob sie sich gewürdigt fühlt.
- Ob und wo sie ihren Platz einnehmen kann.
- Sie spricht darüber, wo sie mehr Erlaubnis, mehr Unterstützung bräuchte.

Vielleicht spürst du, dass du ihr bisher nicht die Anerkennung gegeben hast, die angemessen wäre, vielleicht weil du dir über ihre Anwesenheit nicht einmal im Klaren warst.

Du verstehst jetzt, dass sie Teil deiner Gesamtpersönlichkeit ist, du nur mit ihr wirklich handlungsfähig bist.

In dir entsteht der Wunsch, eure Zusammenarbeit bewusster wahrzunehmen, sie zu festigen.

Du trittst näher an den Spiegel, eure Hände berühren sich.

Du beginnst die Schwingung deiner inneren Frau tief einzuatmen, sie durch deinen Atem in dich aufzunehmen. Und so werden aus zwei Paar Augen ein Paar Augen, aus zwei Herzen ein Herz, aus zwei Körpern ein Körper.

Und wenn du jetzt wieder in den Spiegel schaust, kannst du wieder deinen dir vertrauten Körper sehen, aber du stellst fest, dass du dich irgendwie verändert hast, denn Aspekte deiner inneren Frau kannst du jetzt an deinem Körper ebenfalls deutlich im Spiegel sehen.

Erlaube dir nun wahrzunehmen, wo genau du in deinem Körper die Schwingung deines weiblichen Bewusstseins erkennen kannst.

Langsam ist es jetzt Zeit, dich aus deinem Arbeitszimmer zurückzuziehen. Du tust das leichten Herzens, da du an diesen Ort des Lernens jederzeit zurückkehren kannst.

So verlässt du dein Arbeitszimmer und befindest dich im Eingangsbereich deines Hauses. Du verlässt dein Haus, spürst die Frische der grünen Wiese unter deinen Füßen und mit einem tiefen Einatmen wirst du dir deines Körpers wieder bewusst.

Atme mehrmals tief durch und öffne deine Augen.

Es ist sinnvoll, die Eindrücke solcher Fantasiereisen schriftlich festzuhalten und sie gegebenenfalls mit der begleitenden Person zu besprechen.

Sie fragten ihn: »Wenn wir also wie Kinder werden,
werden wir in das Königreich eingehen?«
Jesus sagte zu ihnen: »Wenn ihr zwei zu einem macht
und wenn ihr das Innere wie das Äußere macht
und das Äußere wie das Innere und das,
was oben ist, wie das, was unten ist,
und wenn ihr das Männliche und Weibliche
zu einem Einzigen macht ...,
dann werdet ihr in das Königreich eingehen.

Thomasevangelium, apokryphe Schriften

Die aktiv-maskuline Frau

Aktiv-maskuline Frauen definieren sich weitgehend über ihre männlichen Bewusstseinsanteile. In ihrer Grundstruktur ähneln sie aktiv-maskulinen Männern, mit dem einen, aber durchaus dramatischen Unterschied, dass sie im Gegensatz zu ihren männlichen »Kollegen« nie wirklich ungebrochen stolz auf ihre wundervollen männlichen Persönlichkeitsanteile sind. Und zwar unter anderem deswegen, weil sie stattdessen ständig auf ihre »weibliche Sektion« schielen und diese als defizitär und verbesserungswürdig einschätzen.

Einer aktiv-maskulinen Frau wird Logisches, Strukturiertes leicht zugänglich sein. Über sich nachzudenken, liegt ihr mehr als der Umgang mit der eigenen Gefühlswelt. Deswegen wird sie die Herausforderungen des Lebens bevorzugt auf rationale Weise beantworten. Das heißt nicht, dass sie keinen Zugang zu ihren Emotionen hat, denn wer als Frau sozialisiert ist, hat automatisch auch viel über Einfühlungsvermögen und emotionalen Ausdruck gelernt. Auch wenn die männliche Seite im Bewusstsein einer Frau überwiegt, kann man davon ausgehen, dass die weibliche Seite, obwohl bei diesem Typ oft wenig gezeigt, trotzdem gut entwickelt ist. Eine solche Frau wird in vielerlei Hinsicht androgyn wirken.

In Gegenwart anderer wird sie sich bevorzugt mit ihren starken, autonomen Anteilen zeigen, über ihre Gefühle wird sie lieber reden, statt sie zu zeigen. Das gilt besonders für Gefühle, die sie mit Unterlegenheit oder Abhängigkeit assoziiert, wie zum Beispiel Schwäche, Verletzlichkeit, Unterlegenheit oder Bedürftigkeit.

Sie wird eine Tendenz haben, sich über ihre Leistungen zu definieren, und den Platz an der Spitze begehren, vielleicht sogar um ihn kämpfen. Oft rivalisieren Frauen dieses Typs stark mit Männern. Für leitende Positionen oder selbstständige Tätigkeit ist sie durch ihre Fähigkeiten besonders prädestiniert. Sie verfügt sowohl über viele männliche Wesensmerkmale, wie Durchsetzungsfähigkeit, logisches Denken, Zielorientiertheit, als auch über weibliche Charakteristika wie Einfühlungsvermögen und soziale Kompetenz. Die geborene Führungspersönlichkeit! Die deutsche Bundeskanzlerin Angela Merkel verkörpert diesen Persönlichkeitstyp in vielerlei Hinsicht.

Nach Macht, Stärke und Überlegenheit strebend, verachtet oder aber beschützt die aktiv-maskuline Frau Menschen, die sich schwach, bedürftig und unterordnend verhalten.

Als Mutter wird sie eher den Anliegen von größeren Kindern gerecht. Die Babyzeit eines Kindes wird für sie belastend sein, da sie wenig intellektuelle Stimulanz enthält, sondern viele weibliche Qualitäten fordert, wie Raum zu geben oder einfach nur da zu sein. Das bedeutet aber nicht im Umkehrschluss, dass sie ihr Kleinkind nicht gut versorgt, denn ihr Beschützerinstinkt wird, wie beim aktiv-maskulinen Mann, ausgeprägt sein.

In ihren Paarbeziehungen versucht sie, ihre Anliegen mit guten Argumenten überzeugend oder manipulierend bis zwingend durchzusetzen. Gefühle von Abhängigkeit meidet sie. Sie versucht ihre Beziehungen entweder offen oder manipulierend zu kontrollieren und beendet sie lieber, als selbst in eine unterlegene Position zu kommen.

Frau Zeiler: Ein Multitalent

Frau Zeiler, 40 Jahre alt, in eigener Praxis arbeitend, verheiratet, mehrere Kinder, kommt in die Beratung, weil ihre Partnerschaft für sie zunehmend problematisch geworden ist. Es hänge alles an ihr, auf ihren Partner könne sie sich nicht verlassen. Er halte sich nicht an Vereinbarungen, entziehe sich partnerschaftlichen Auseinandersetzungen und erfülle nicht ihre Erwartungen.

Im Gespräch mit ihr stelle ich fest, dass ihre »Erwartungen« unerfüllbar sind, denn sie verlangt im hohen Maß von ihrem Partner Unterordnung unter ihre Vorstellungen und ihre Sicht der Dinge. Drückt ihr Mann andere Ansichten aus, beginnt ein harter argumentativer Kampf, in dem sie normalerweise gewinnt. Dann, so denkt sie, müsse er doch das von ihr Verlangte tun. Wenn er sich dann aber entzieht, um ohne weitere Absprachen das ursprünglich von ihm Gewünschte zu tun, obwohl sie ihn doch »überzeugt« hat, reagiert sie wütend, wirft mit Geschirr und übt moralischen Druck auf ihn aus.

Tagelange Machtkämpfe um große und kleine Entscheidungen beherrschen den Beziehungsalltag des Paares. Frau Zeiler gibt nicht auf, immer wieder versucht sie es: zwingend, argumentativ überzeugend, manipulierend, wütend, fordernd, verhandelnd – sie lässt keine Möglichkeit ungenützt.

Ihr Mann, eine passiv-feminine Persönlichkeit, hat allerdings vergleichbare Fähigkeiten, sich zu entziehen und zu verweigern. Auf seine Weise bleibt er ihr nichts schuldig.

Viele dieser Machtkämpfe haben eine lange Geschichte. Zyklisch besprechen die beiden Entscheidungen, die zehn Jahre und länger zurückliegen und deren Wirkungen bereits lange ihr Leben beeinflussen und nicht mehr zu ändern sind. Sie dienen dann als Grundlage von aktuellen Krisen und weiteren Diskussionen.

Frau Zeiler fühlt sich von ihrem Mann nicht geliebt. Wenn er sie liebte, dann ginge er nicht so mit ihr um, entzöge sich nicht und vor allem: Dann ginge es ihr besser!

Das letzte Mittel von Frau Zeiler stellt die Drohung dar, die Beziehung abzubrechen, also die Trennung. Zyklisch, circa einmal im Jahr, ist es dann so weit. Dann verletzen sie sich mit gezielten Schlägen unter die Gürtellinie, lassen kein gutes Haar am anderen, um sich dann, mehrere Wochen später, wieder zu versöhnen und so weiterzumachen wie bisher.

Beruflich sieht es ganz anders aus. Da erweist sich Frau Zeiler als eine belastbare Person, die vor neuen Ideen nur so sprudelt und viele davon auch erfolgreich realisiert. Die unvermeidlichen Krisen des selbstständigen Arbeitens managt sie erfolgreich, ihre Praxistätigkeit erlebt sie als erfüllend. »Nebenher« absolviert sie verschiedene Weiterbildungen und gleicht durch verstärktes berufliches Engagement finanzielle Engpässe der Familie aus.

Gleichzeitig ist sie für ihre Kinder da, deren Wohlergehen ihr am Herzen liegt. Sie ist deren Hauptansprechpartnerin und hat tatsächlich neben ihrem ganzen beruflichen Engagement ein immer offenes Ohr für deren Sorgen und Nöte.

Frau Zeiler: Ein wahres Multitalent!

Die Ambivalenz der aktiv-maskulinen Frau

Das größte Problem einer aktiv-maskulinen Frau ist ihre mehr oder weniger ausgeprägte Verunsicherung, ob sie als Partnerin mit ihren ausgeprägten männlichen Anteilen überhaupt attraktiv sein kann. Einerseits vertraut sie mehr ihrer männlichen Seite, andererseits hat sie aber das Gefühl, weiblichen Rollenzuschreibungen entsprechen zu müssen, um liebenswert für einen Partner zu sein. Dieses innere Dilemma beeinträchtigt zum einen ihre Fähigkeit, sich selbst zu lieben, zum anderen erwachsen daraus die zerstörerischen Anteile ihres Beziehungsverhaltens. Ihre angstbesetzten, angezweifelten weiblichen Qualitäten werden vermännlicht und erfahren aufgrund der mangelnden Eigenliebe eine destruktive Verzerrung. Ein paar Beispiele zur Verdeutlichung:

- Aus Bitten werden Forderungen.
- Aus Bindung erschafft die aktiv-maskuline Frau kontrollierende Abhängigkeiten.
- Aus der Fähigkeit, Gefühle wahrzunehmen und einzuordnen, wird rechthaberisches Bestehen auf ihren Wahrnehmungen.
- Aus dem akzeptierenden Annehmen des Lebens wird masochistisches Aushalten und Ertragen.

Durch die Vorherrschaft des männlichen Bewusstseins hat sich die aktiv-maskuline Frau, im Gegensatz zum passiv-femininen Typ, einen guten Zugang zu ihrer Kraft und Stärke erschlossen. Sie steht aber genau dieser auch ambivalent gegenüber. An ihrer erotisch-weiblichen Wirkung zweifelt sie, sie blickt kritisch auf sie, wertet sie sogar manchmal ab. Ihre versorgende, beschützende, mütterliche Kraft bringt sie meist völlig selbstverständlich und unterstützend ins Leben ein. Dadurch zieht sie allerdings auch von anderen Menschen und vor allem von ihren Partnern viele Mutterprojektionen auf sich, die sie wiederum in ihrem Gefühl bestätigen, erotisch unattraktiv zu sein.

Ihre männlichen Charakteristika nutzbringend einsetzen zu können, bedeutet nicht unbedingt, sich auch damit zu lieben. Oft werten sich aktiv-maskuline Frauen dafür ab oder verbergen sie in Gegenwart von Männern regelrecht, da sie fürchten, keine »richtige« Frau zu sein und deswegen für potenzielle Partner unattraktiv zu sein.

Diese ganzen Prozesse laufen subtil ab. Oft werden sie nur deutlich, wenn wir lernen, zwischen den Zeilen zu lesen, indem wir die Lebensumstände, Handlungen und die spontane Wortwahl einer Person betrachten.

Zum besseren Verständnis ist darauf hinzuweisen, dass es einerseits darauf ankommt, ob eine Person Kontakt zu ihrer männlichen und weiblichen Kraft hat, und andererseits, ob sie sich mit diesen Qualitäten liebt oder ob sie aus deren Anwesenheit negative Rückschlüsse auf ihre Weiblichkeit oder Männlichkeit zieht.

Dabei ist die auschlaggebende Frage nicht so sehr, ob einer Frau ihre männliche Seite bewusst ist oder ob sie sie nutzt. Weitaus wichtiger ist es, ob sie sich damit annimmt, liebt und sie als ihr ureigenes Wesen anerkennt. Das kann nur gelingen, wenn sie sich von allgemeingültigen Überzeugungen frei macht und eigene Denkansätze entwickelt.

Der Volksmund beschreibt klar, was von Normabweichungen zu halten ist. In seiner bildhaften und auch urteilenden Sprache drückt er gesellschaftliche Bewertungen sehr deutlich aus und verdeutlicht, wo wir in unserer Entwicklung als Kollektiv wirklich stehen:

- Eine Frau kann die Hosen in einer Beziehung anhaben.
- Ein Mann kann unter dem Pantoffel oder der Fuchtel einer Frau stehen.
- Eine Frau kann eine Emanze oder ein Männerkiller sein.

Diese Formulierungen verbindet eine abwertende Aussage über die Betroffenen, mit dem klaren Statement, dass Anderssein schlecht, weniger wert ist. Personen sind dann keine »vollwertigen, richtigen« Frauen oder Männer mehr und bezahlen dies oft mit einem geringen Selbstwertgefühl. Von diesen gesellschaftlichen Bewertungen sind sowohl der Typ des später beschriebenen passiv-femininen Mannes als auch aktiv-maskuline Frauen betroffen. Am meisten betroffen sind jedoch Menschen, die in gleichgeschlechtlichen Beziehungen leben. Sie leiden auch am meisten darunter.

Hier tut sich ein Dilemma auf: Eine aktiv-maskuline Frau ist gemäß der gesellschaftlichen Rollenverschreibung keine »richtige Frau«, gleichzeitig erwächst aber aus den bewerteten Anteilen der größte Teil ihrer persönlichen Kraft und ihres privaten und beruflichen Erfolges.

Im Beruf darf sie natürlich so sein, wie sie ist, denn dort steigert ihr Wesen den Erfolg der Firma, und das wird in unserer Gesellschaft hoch bewertet. Aber doch bitte nicht zu Hause, nicht in der Partnerschaft, da sollte sie doch etwas hingabevoller, weiblicher sein! Sie bekommt dann zu hören, dass sie immer gleich lospoltert – die Betonung liegt auf »immer« und »gleich«. Oder dass sie »immer« das letzte Wort haben muss oder zu dominant ist, irgendwie unweiblich eben. Kein »richtiger Mann« könne es dauerhaft neben ihr aushalten, und sie müsse schließlich lernen, sich etwas weiblicher zu geben. Bei einem Mann würden vergleichbare Wesensarten ganz anders beurteilt ...

Frauen mit dominant männlichem Bewusstsein werden entsprechende Rückmeldungen zu hören bekommen beziehungsweise entsprechende Andeutungen durch ihre »Elefantenohren« hören. (Übergroße »Elefantenohren« bekommen wir an den Stellen, wo wir uns negativ bewerten und deswegen voller Selbstzweifel, Scham und Selbstverurteilung sind. Im gleichen Maß steigt unsere Hellhörigkeit gegenüber jeder weiteren diesbezüglichen Aussage.)

Ihren »Makel«, warum sie keine »richtigen Frauen« sind, suchen aktiv-maskuline Frauen zunächst innerhalb der bestehenden »Richtlinien« über Weiblichkeit. Es ist dabei allzu menschlich, sich durch den nachgeordneten Aspekt des körperlichen Geschlechts zu definieren und daraus auf das Innere zu schließen. Wer also einen weiblichen Körper besitzt, sollte sich gefälligst auch weiblich verhalten. Solange Frauen diesen Grundsatz nicht infrage stellen, können sie aber ausschließlich Lösungsmöglichkeiten innerhalb dieser Denkweise finden.

Sigmund Freud käme hier mit seiner Theorie vom »Penisneid« scheinbar wieder voll zum Zuge, durch die bisherigen Ausführungen dürfte aber deutlich geworden sein: Diese Interpretation greift zu kurz! Aber auch die heutige

Psychoanalyse denkt zu meinem großen Bedauern immer noch in diesen Kategorien. Denn das größte Problem dieser Frauen ist es nicht, dass ihnen ein männliches Geschlechtsorgan fehlt, sondern dass sie sich nicht *selbstbewusst* mit ihrem männlichen Bewusstsein in ihrem weiblichen Körper bewegen. Natürlich entstehen dadurch innere Spannungen und Disharmonien, die dann auf Männer projiziert werden, denn diese können sich mit den gleichen Qualitäten ungehindert und sozial anerkannt verwirklichen. Als Neid, eventuell auch Missgunst, als Rivalität oder Abwertung werden die Spannungen dann Männern gegenüber ausagiert. Aus dem Blickwinkel einer durch den Körper festgelegten Geschlechtlichkeit kann man das natürlich letztlich als Penisneid deklarieren.

Eine Frau, die sich in ihrem Alltag stark durch ihre männlichen Anteile definiert, genau dadurch aber den Eindruck hat, nicht genügend weiblich zu sein, muss dauerhaft Probleme bekommen. Zwar profitiert sie im Beruf täglich davon, aber darf sie so sein? Ist sie in Ordnung, wenn ihr Körper doch eindeutig weiblich ist? Sollte sie nicht gefühlvoller, hingabevoller, eben weiblicher sein?

Vielleicht verdeutlicht das Beispiel einer *passiv-femininen* Frau die Problematik:

Frau Gräfen oder: Sei hingabevoll!

Es kostete Frau Gräfen, eine passiv-feminine Frau, große Anstrengungen, sich vom beherrschenden, fremdbestimmenden Wesen ihres Partners frei zu machen und eigene Entscheidungen zu treffen. Sie integrierte mühevoll und Schritt für Schritt ihre inneren männlichen Anteile und erlangte zunehmend Eigenständigkeit. Im gleichen Maß nahmen die Lebensängste von Frau Gräfen ab, erschienen ihr nicht mehr so unüberwindlich groß. Sie wurde in ihrem Verhalten souveräner und war nicht mehr bereit, das kontrollierende Verhalten ihres Partners zu dulden. Frau Gräfen begann sich sichtbar für sich einzusetzen und sich abzugrenzen. Sie verließ die Rolle einer passiv-femininen Frau und integrierte ihre männlichen Anteile. Ich war zufrieden mit dieser Entwicklung, denn sie strahlte ein ganz neues Selbstbewusstsein aus, wurde lebensfähig und unabhängig.

Gemeinsam mit ihrem Partner nahm sie dann an einem Tantratraining teil. Prompt, so erzählte sie mir, wurde sie dann in der Tantragruppe vom Gruppenleiter, einer schillernden Guru-Persönlichkeit mit ständig wechselnden Partnerinnen, zu »hingabevollerem«, sprich duldendem Verhalten ihrem Partner gegenüber aufgefordert. Eine Empfehlung, sie wieder zurück in ihre alten Verhaltensmuster zu verweisen, die ihr ohnehin schon ausgeprägtes Problem wieder aktiviert hätte.

Frau Gräfen hatte sich in mühevoller Kleinarbeit ihre männlichen Anteile erobert und bekam postwendend das zu hören, was den meisten aktiv-maskulinen Frauen täglich in Worten oder Gesten vermittelt wird.

Der tägliche Spagat, in dem sich aktiv maskuline Frauen abmühen, lässt sich vielleicht am besten so ausdrücken: *Wie viele meiner männlichen Wesensmerkmale kann ich gerade noch zeigen, ohne unweiblich zu wirken?*

Leider werden die meisten ihrer Lösungsansätze aufgrund ihrer Identifikation über das körperliche Geschlecht immer darauf hinauslaufen, irgendwie weiblicher zu werden, beziehungsweise einen männlicheren Partner zu finden, bei dem sie hofft, sich dann als richtige Frau fühlen zu können.

Frau Schurtz: Wenn du ein richtiger Mann bist, kann ich eine richtige Frau sein

Frau Schurtz, Anfang 50, attraktiv, in leitender Position tätig, ist seit Jahren Single, obwohl sie sich sehnlichst eine Beziehung wünscht. Sie sagt: »Ich habe einfach noch nicht den Richtigen getroffen.« Sie vermutet Ängste bei den Männern wegen ihres beruflichen Erfolgs. Eine kompetente, erfolgreiche Führungspersönlichkeit und eine Paarbeziehung – das scheint ihr nicht kompatibel. Ich entgegne, diese Konstellation gebe es doch bei Männern recht häufig, warum das denn bei ihr nicht gelingen sollte?

Sie berichtet von ihren Männerfreundschaften. Sie habe kein Händchen für Beziehungen, sie träfe irgendwie nur schwache Männer, brauche aber ein Gegenüber, das ihr standhalten könne. Diese Männer beanstandeten ihre Dominanz. Sie versuche sich schon in ihren Beziehungen zurückzunehmen, andererseits verachte sie Schwäche bei Männern, sie sollten sich eben klarer durchsetzen.

In diesem Beispiel wird die Hilflosigkeit deutlich, männliches Bewusstsein und weiblichen Körper mit den Wünschen nach Beziehung zusammenzubringen.

Eine einfache und oft praktizierte Lösung ist die Projektion des vermeintlichen Problems auf den Körper: zu denken, dass etwas mit dem Körper nicht okay ist. Das drücken die berühmten »zu-Feststellungen« aus:

- zu groß/klein,
- zu dick/dünn,
- die Oberweite zu groß/klein,
- die Nase zu krumm ...

Frau Schurtz könnte die »zu's« aber auch auf ihre emotionalen oder ihre mentalen Fähigkeiten übertragen, dann hieße es:

- zu wenig liebevoll,
- zu gefühlskalt,

- zu aggressiv,
- zu dominant,
- zu intellektuell,
- zu schlau für einen Mann,
- zu stark,
- zu erfolgreich ...

All diese »zu's« enden mit Selbstabwertung und dem Gefühl, irgendetwas ist mit mir als Frau/Partnerin nicht in Ordnung – ich bin als Frau nicht in Ordnung. Weil dieses Gefühl schlecht aushaltbar ist, wird es schnell mittels der Abwehrmechanismen, wie Leugnen, Projizieren, Verdrehen etc., in eine annehmbarere Form gebracht, aber auch gleichzeitig dem Bereich des direkt Beeinflussbaren entzogen. Die einfachste Form, dieses Gefühl loszuwerden, ist die Projektion auf den Partner.

Sie, liebe aktiv-maskuline Leserin, können diese Form der Konfliktverarbeitung an Ihren Gesprächen über Männer erkennen. Hören Sie sich einmal selbst zu: Wie oft sprechen Sie verachtend über Männer, werten sie ab oder stellen sie in irgendeiner Form als schwach dar?

In dem Fall liegt es dann am Partner, so meinen aktiv-maskuline Frauen, denn wäre er stärker, bildete er ihnen ein begrenzendes Gegenüber. Durch einen besseren, stärkeren Mann könnten sie endlich ganz Frau sein, sich anlehnen und ganz aufnehmend und hingabevoll sein.

Genau so einen Partner können sie aber nicht aushalten. Aktiv-maskuline Frauen verkörpern ja bereits den männlichen Teil in einer Partnerschaft, und ein weiteres männliches Bewusstsein wäre im Sinne einer Paarergänzung unattraktiv. Außerdem möchten sie auch nicht unbedingt die Kontrolle in der Paarbeziehung verlieren. In der Fantasie ist solch eine Lösung wunderbar, die Ausschau nach dem Ritter in schimmernder Rüstung, aber um Himmels willen nicht in der Realität, denn das wäre zu beängstigend!

Wenn eine aktiv-maskuline Frau tatsächlich einen solchen Mann wählt, geht ein täglicher Machtkampf los, unter der Devise: Wer von uns beiden ist der bessere Mann? Wer hat die Führung? In der Arbeitswelt mag so ein konkurrierendes Nebeneinander nützlich und inspirierend sein, in der Paarbeziehung geht es auf Kosten von Intimität und Nähe und schafft eine schwer überbrückbare Spannung.

Ein weiterer Lösungsversuch für das innere Dilemma der aktiv-maskulinen Frau ist dieser: Sie verwirklicht ihre männlichen Qualitäten in ihrem beruflichen Umfeld und kann sie dort als große Kraftquelle nutzen. Zu Hause dagegen versucht sie, diesen bestimmenden Teil ihrer Persönlichkeit sozusagen zusammen mit ihrem Mantel an der Garderobe abzulegen. Dort, so hofft sie, gelinge es ihr dann, ganz weiblich zu sein.

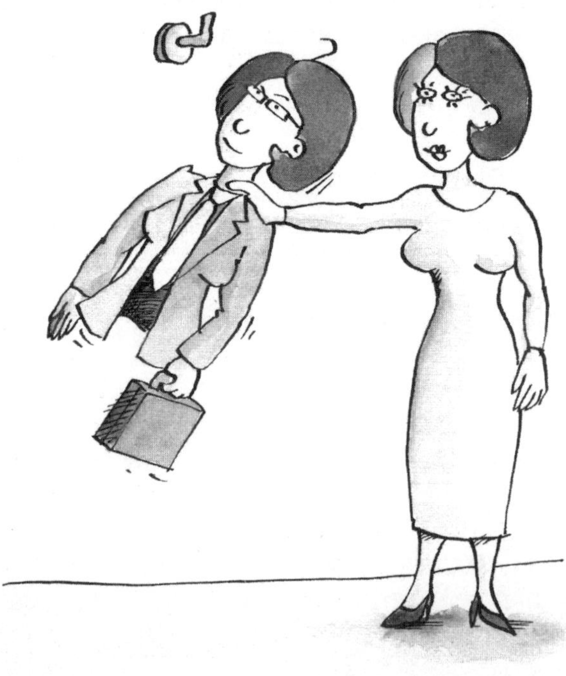

Leider ist dieser Lösungsversuch zum Scheitern verurteilt, denn es ist nicht möglich, beruflich dominant männlich zu sein und in der Gegenwart des Partners plötzlich dominant weiblich. Der »innere Mann« wird sich auch zu Hause Raum verschaffen. Hat er keine konstruktive Ausdrucksmöglichkeit, wird er sich eben eine destruktive schaffen.

Eine weitere Möglichkeit ist es, auf Partnerschaft zu verzichten und ganz für die Karriere und die berufliche Verwirklichung zu leben. Viele aktiv-maskuline Frauen ziehen sich auch in die Sicherheit einer asexuellen Mutterrolle zurück. Hier haben wir die Mütter der Nation, die immer bereit sind, sich für einen einzusetzen, gegebenenfalls die Person unter ihre Fittiche zu nehmen und zu retten. Das machen sie auch mit ihren Partnern, indem sie sie im Lauf der Jahre abhängig von sich machen. So können sie ihre Angst bannen, wegen ihres vermeintlichen Mangels an Weiblichkeit verlassen zu werden.

Aktiv-maskuline Frauen probieren ein bisschen von allen aufgezählten Lösungswegen aus, den einen mehr, den anderen weniger.

Frau Meile: Auf keinen Fall wie meine Mutter

Frau Meile, Anfang 30, ledig, hat sich seit kurzem in einem Sozialberuf selbstständig gemacht. Sie ist eine große, übergewichtige Frau mit einem lebendigen, offenen Wesen.

Sie lehnt ihren Körper ab, kann wenig Schönes an ihm finden und macht ihn verantwortlich für ihre Schwierigkeiten, eine Partnerschaft aufzubauen.

Kommentar: Hier zeigt sich die Projektion nach außen auf den Körper.

Trotz der von ihr benannten schlechten Sichtweise ihres Körpers sehe ich, dass sie sich geschmackvoll kleidet, ein entwickelter liebevoller Teil in ihr muss also vorhanden sein.

Frau Meile ist eine wache und reflektierende Person, die vieles über sich erkennt. Eine ihrer Schwierigkeiten besteht aber darin, ihre Erkenntnisse auch in Handlungen umzusetzen.

Das deutet auf die schlechte Zusammenarbeit männlicher und weiblicher Wesensmerkmale hin.

Wenn Frau Meile über ihre Arbeit spricht, habe ich eine selbstbewusste Person vor mir, die ihren Fähigkeiten vertraut und gut für sich einstehen kann.

Ihr Beziehungsleben scheint mir ziemlich in Unordnung, sie spricht nur andeutungsweise und nach einer langen Anlaufzeit darüber. Sie wählt Partner, die nicht zu ihr stehen, oder solche, die in ihr »den guten Kumpel« oder einen immer bereiten Gesprächspartner sehen.

Ihren Freundinnen und Freunden ist sie ein starkes Gegenüber, denen sie oft mit Rat und Tat zur Seite steht.

Ihre Mutter ist unlängst gestorben, und Frau Meile zweifelt an sich, weil sie meint, nicht angemessen, das heißt emotionaler um sie zu trauern.

Mit zu wenig emotional meint sie: zu wenig weiblich.

Die Mutter war eine sehr dominante Persönlichkeit (ebenfalls eine aktiv-maskuline Frau), die sozusagen »zu Haus die Hosen anhatte«. Ihre Vorstellungen, wie ihre Kinder sein sollten, waren klar, und sie zögerte auch nicht, diese vehement über Zwang oder Erpressung durchzusetzen. Andererseits war sie die klare Bezugsperson, zu der auch ein liebevoller Kontakt möglich war. Ihre Tochter, Frau Meile, hat die Mutter immer wieder mit doppelbödigen Botschaften über ihr Aussehen bedacht.

Mir scheint es, als ob Frau Meiles Mutter ihre eigene Selbstabwertung auf die Tochter übertragen hat.

Frau Meile war oft vollkommen verzweifelt und auch voller Scham über ihr Aussehen. Essen war wichtig, darüber drückte die Mutter ihre Liebe aus, aber Frau Meiles Übergewicht bot manchen Anlass für Spott und Abwertung.

Der Vater ist in den Beschreibungen von ihr kaum vertreten, eine schwache, wenig präsente Persönlichkeit, die Eltern haben sich scheiden lassen, als Frau Meile sieben Jahre alt war. Offensichtlich hat sich der Vater nicht stark und vor allem nicht lange für eine Beziehung zu seiner Tochter eingesetzt. Die Tochter befand sich in einem Loyalitätskonflikt, sie brauchte ihre Mutter, denn sie lebte bei ihr, aber um von ihr geliebt zu werden, musste sie ihre Liebe zum Vater opfern.

Wenn Frau Meile den Raum betritt, kann ich beobachten, wie sie durch ihre Körperhaltung versucht, kleiner zu wirken, nicht so raumfüllend zu sein. Dies drückt sie auch durch ihren oft schräg gehaltenen Kopf, eine Unterwerfungsgeste, aus. Sie lächelt schnell und viel, und wenn sie spricht, besonders wenn sie unsicher ist, klingt ihre Stimme eine ganze Tonlage höher. Ich interpretiere dieses Verhalten als Versuch, durch Unterwürfigkeit weiblicher zu wirken.

Offensichtlich hat Frau Meile Schwierigkeiten, zu ihrer Größe und Stärke sowie zu ihrem männlichen Wesen zu stehen.

Bei Frauen, deren Bewusstsein dominant männlich geprägt ist, habe ich zwei Möglichkeiten der Elternkonstellation festgestellt.

Oft ist die Mutter bereits eine aktiv-maskuline Persönlichkeit, wie bei Frau Meile, und der Vater passiv-feminin. Die Tochter identifiziert sich dann mit der Rollenverteilung, übernimmt aber auch die in dem Familiensystem herrschenden Bewertungen, zum Beispiel:

- Wir Frauen haben das Zepter in der Hand.
- Rückhalt findet man nur bei Frauen.
- Männer sind unzuverlässig und schwach.
- Frauen sind zwar stark und belastbar, aber nicht begehrenswert.

In dem Maß, wie die Eltern in Frieden mit ihren dominanten Bewusstseinsanteilen leben, wird auch die Tochter Frieden darin finden. Die Entwicklungsmöglichkeit umfasst die ganze Bandbreite von starkem Selbsthass bis hin zu einer integrierten, sich liebenden Persönlichkeit. Das Letztgenannte ist leider aufgrund der immer noch herrschenden Rollenverteilung aber eher selten.

Die Tochter kann sich aber auch aufgrund ihres herrschenden Bewusstseins mehr mit dem Vater identifizieren. Eine sogenannte Vatertochter, deren Liebesband zum Vater hingeht und die zur Mutter eine schlechte Beziehung hat. Hier handelt es sich oft um Väter, die das Weibliche (Achtung, es geht um Bewusstsein, nicht die Körperlichkeit!) nicht besonders achten. Sie wird dem Vater gefallen wollen, seine Anerkennung suchen, und zwar nicht über mädchenhaftes Sein, sondern über Gleichwertigkeit und männliche Attribute. Deswegen wird sie möglichst gute Schulleistungen bringen, intellektuell sehr aufgeschlossen sein und sich für Themen oder Hobbys des Vaters interessieren. Das Gespräch mit dem Vater wird sie dem mit der Mutter vorziehen. Diese wird sie heimlich oder auch offen abwerten, sie will auf keinen Fall wie die Mutter, sprich weiblich sein.

Oft finden wir hier Kinder, die in der Familienplanung als Jungen angedacht waren. Sie spielen verstärkt Jungenspiele, haben häufig auch Freundschaften zu Jungen und lehnen Mädchenhaftes, Weibliches ab. Es können aber auch Kinder sein, die mit einem aktiv-maskulinen Vater aufwachsen und deren Mutter abwesend ist.

Heilungsschritte

Vielleicht denken Sie, liebe Leserin, es ginge darum, Ihre weiblichen Anteile verstärkt zu fördern, da in Ihrer aktiv-maskulinen Persönlichkeit die männlichen Anteile sehr gut entwickelt sind. Dieser Gedankengang, dem ich immer wieder begegne, resultiert wieder aus der Vorstellung »weiblicher«, letztendlich also doch ein bisschen anders sein zu müssen. Er macht erneut die Identifikation über das körperliche Geschlecht deutlich, statt über das vorhandene Bewusstsein. Während passiv-feminine Frauen ihre männlichen Anteile trainieren müssen, ist es die Aufgabe aktiv-maskuliner Frauen, sich mit ihrem dominant männlichen Persönlichkeitsausdruck zu identifizieren, ihn als ihre größte Stärke zu lieben und sich mit ihm als attraktive Partnerinnen zu begreifen. Ist diese Anfangshürde genommen und damit auch der Weg in eine wertschätzende Paarbeziehung mit einem passiv-femininen Mann bereitet, heilt ihre gekränkte weibliche Seite fast von selbst.

Das bedeutet im Klartext: Die Liebeserklärung Ihres zukünftigen Partners wird sich so oder so ähnlich anhören: »Gerade weil du so kraftvoll, selbstsicher und gleichzeitig feinfühlig und verständnisvoll bist, finde ich dich einfach wundervoll, und du bist genau die Richtige für mich!«

Machen Sie sich von der Idee frei, dass es so etwas wie eine »richtige Frau« gäbe. Es gibt nur Personen im weiblichen Körper, die weibliche Rollenspiele unter Umständen besser beherrschen und ihre männlichen Seiten besser verbergen können als Sie. Das bedeutet aber nicht unbedingt, glücklicher oder erfolgreicher zu sein. Ansonsten gibt es nur Menschen, jeder von ihnen eine individuelle Entität mit individuellem Potenzial, das sie mehr oder weniger gut erschlossen hat, mit dem sie sich mehr oder weniger liebt.

Der erste Schritt ist vielmehr die Auseinandersetzung mit Ihrem gegebenen »Betriebskapital«. Welche Qualitäten können

Sie bei sich feststellen, und in welchen Bereichen kommen sie zum Tragen? Sind es eher männliche oder weibliche Charakterzüge?

Das festzustellen, erfordert eine gründliche Selbstauswertung. Ich empfehle, das schriftlich zu tun, unter Berücksichtigung verschiedener Lebensbereiche, wie beruflich, privat, als Mutter, als Partnerin, als Freundin. Die Frageteile dieses Buches können Ihnen dabei wertvolle Hilfestellungen geben.

Eine Ihrer ersten Aufgaben besteht darin, sich als männlich orientierte Person in einem weiblichen Körper zu begreifen.

- Welche Assoziationen löst das in Ihnen aus?
- Welche Folgen für Ihr Selbstwertgefühl hat es?

Rebellieren Sie nicht gegen Ihre Erkenntnisse, dadurch kommen Sie nicht weiter.

Sie können sich nicht umstricken, ein neues Muster aus Ihren Genen entwerfen, Sie können nur das Beste aus Ihren Anlagen machen. Wenn Sie das tun, werden Sie auch niemand anderes mehr sein wollen, denn Sie werden erkennen, dass Sie mit allem, was Sie brauchen, bereits ausgestattet sind.

Tatsächlich gibt es viele kollektive Vorgaben von Weiblichkeit, denen Sie sich nicht unterordnen müssen. Ihre Fähigkeit, kämpfen zu können, wird Ihnen dabei helfen. Lernen Sie sich als Person im weiblichen Körper mit männlichem, weiblichem und kindlichem Bewusstsein zu betrachten. Diese Sichtweise hilft Ihnen, die Identifikation über Ihr Geschlecht zu lockern und die in ihr enthaltenen Beschränkungen zu überwinden.

Dann können Sie überprüfen, wie Sie zu Ihren Fähigkeiten, den guten wie den schlechten, stehen:

- Welche nutzen sie gewinnbringend in Ihrem Alltag?
- Welche bieten Ihnen immer wieder Anlass zu scharfer Selbstkritik?
- Welche verbergen Sie vor anderen Männern/Frauen?

- Wie beeinflussen Ihrer Meinung nach Ihre individuellen Qualitäten Ihren Wert als Frau oder Partnerin?

Bei der nächsten Frage: »Lieben Sie sich so, wie Sie sind?« ist es hilfreich, die Projektion nach außen zu nutzen. Durch Projizieren ist die Frage nach der Eigenliebe sehr viel leichter zu beantworten, da alles deutlicher sichtbar wird. Dann lautet die Frage:
- Von wem fühlen Sie sich mit Ihren Qualitäten geliebt?
- Von wem fühlen Sie sich abgewertet/nicht gesehen/unterdrückt?

Seien Sie ehrlich zu sich selbst. Ungeliebte Wahrheiten sind häufig ein wichtiger Ansporn für eine notwendig gewordene Neuausrichtung. Und wenn Sie zu diesem Buch gegriffen haben, dann wohl auch deswegen, weil Sie etwas in sich als veränderungsbedürftig erkannt haben.

Lesen Sie (noch einmal) das Kapitel über die passiv-feminine Frau. Betrachten Sie deren Wachstumsaufgaben, die keinesfalls leichter sind als die Ihren. Machen Sie sich bewusst, dass Sie in Ihrem Ausdruck der androgynen Persönlichkeit am meisten entsprechen.

Setzen Sie sich außerdem mit Ihrem Männerbild auseinander, dort gibt es vermutlich einige korrekturbedürftige Sichtweisen. Sie werden sich keinesfalls dadurch attraktiver fühlen, dass Sie Männer verachten und sie als unmännlich erklären. Machen Sie eine ehrliche Selbstauswertung: Wie erleben Sie sich Männern gegenüber?
- Am Anfang einer Beziehung,
- während der Beziehung.
- Wer geben Sie vor, zu sein?
- Welche Persönlichkeitsanteile unterschlagen Sie?

Zusammenfassung

Die aktiv-maskuline Frau ist eine wirklich androgyne Persönlichkeit. Ihre Schwierigkeit und ihre Aufgabe liegen darin, sich als eine dominant männlich orientierte Person in einem weiblichen Körper zu begreifen. Nur dadurch kann sie ihren Zweifeln an der eigenen Weiblichkeit begegnen. Nicht integriert, wird sie Männliches bekämpfen, verachten oder mit ihm konkurrieren.
Aktiv-maskuline Frauen sind die geborenen Führungspersönlichkeiten, die über eine ausgeprägte soziale Kompetenz verfügen und sich gleichzeitig durchsetzen können.

Geleitete Fantasiereise

Auf Seite 67 habe ich einiges zur Vorgehensweise für diese Fantasiereise ausgeführt. Auch sie lässt sich am besten mit einem Freund oder einer Freundin durchführen.

Begegnung des inneren Mannes mit der inneren Frau

Erlaube dir eine bequeme Sitzhaltung oder lege dich auf eine komfortable Unterlage.

Erlaube dir mehrere tiefe Atemzüge. Mit jedem Ausatmen entspanne deinen Körper noch ein Stückchen mehr. Lass alle Anstrengungen und Gedanken des Tages los, lass sie vorbeiziehen wie Wolken am Himmel. Deine Aufmerksamkeit ruht jetzt auf deiner Atmung.

Du atmest ein, du atmest aus. (Dreimal wiederholen)

Mit deiner inneren Aufmerksamkeit begleite mich jetzt auf eine kleine Reise. Du verlässt diesen Raum und befindest dich auf einer wunderschönen grünen Wiese. Die Luft ist angenehm warm, ein kleiner Wind streichelt deine Haut. Du nimmst die Farben wie einen Duft in dich auf, das Grün der Wiese und all die kleinen Farbpunkte der blühenden Blumen.

Langsam schlenderst du über die Wiese, spürst die Berührung des Grases unter deinen Füßen. Du spürst eine große innere Ruhe.

Beim Weitergehen erkennst du in der Ferne dein Haus, und du freust dich auf die neuen Eindrücke, die dich an diesem Ort der Selbstfindung erwarten werden.

Du gehst wieder durch die Tür mit der Aufschrift »Arbeitszimmer« und stellst dich vor den großen Spiegel auf der linken Seite des Raums.

Du stellst dich vor ihn und blickst hinein. Und während du hineinschaust, beginnen sich im Spiegel aus deinem Körper heraus die Formen einer Frau und eines Mannes zu bilden. Sie sind dir bereits vertraut, aber immer noch erkennst du beim Betrachten Neues. Du nimmst ihr ganzes Erscheinungsbild in dich auf.

Erlaube dir, genau hinzuschauen.

Heute achtest du ganz besonders darauf, wie sie zueinander stehen und fühlen. Welchen Eindruck bekommst du von ihnen?

- Mögen sie sich?
- Sind sie einander zugewandt?
- Wirkt ein Teil stärker oder schwächer?
- Wie ist ihre Beziehung zueinander?

Du spürst, sie möchten dir etwas sagen, und du hörst ihre Stimmen in dir.

Sie sprechen darüber, wie sie sich miteinander fühlen, wie ihre Beziehung zueinander ist, wie sie zusammenarbeiten. Sie sprechen über ihre unterschiedlichen Bedürfnisse und ob sie sich diese gegenseitig erfüllen.

Frage sie, ob sie gleichberechtigt zusammenleben und ob sie einander lieben.

Erkläre ihnen, dass sie unauflösbar zusammengehören, dass es keinen Sinn hat, einander zu ignorieren oder sich zu verletzen.

Bitte sie jetzt, sich gegenseitig Anerkennung zu geben und ihre Wertschätzung auszudrücken.

Zuerst spricht der Mann zur Frau:

»Ich anerkenne dich und ich liebe dich. Ich weiß, dass ich ohne dich nichts bin, denn du setzt meine Ideen um und sorgst für die gefühlsmäßigen Aspekte. Ohne dich wäre ich nichts, nur rational und kopfgesteuert. Ich wäre nicht beziehungsfähig. Ich will zukünftig auf eine bessere Zusammenarbeit achten und dir mehr Anerkennung geben für das, was du tust.«

Jetzt spricht die Frau zum Mann:

»Ich anerkenne dich und ich liebe dich. Ich weiß, dass ich ohne dich nichts bin, denn du bestimmst die Richtung, in die wir gehen. Du sorgst für eine gute Abgrenzung, schützt mich und bringst neue Impulse ein. Ohne dich würde ich in Gewohnheiten erstarren und mir fehlte eine Ausrichtung. Ich will zukünftig auf eine bessere Zusammenarbeit achten und dir mehr Anerkennung geben für das, was du tust.«

In dir entsteht der Wunsch, die Zusammenarbeit mit deinem geistigen Team bewusster wahrzunehmen, sie zu festigen.

Du trittst näher an den Spiegel. Deine linke Hand liegt in der Hand deiner inneren Frau, deine rechte Hand in der des Mannes.

Du beginnst ihre Schwingung tief einzuatmen, sie in dich durch deinen Atem aufzunehmen.

Und so werden aus drei Paar Augen ein Paar Augen, aus drei Herzen ein Herz, aus drei Körpern ein Körper.

Und wenn du jetzt wieder in den Spiegel schaust, kannst du wieder deinen dir vertrauten Körper sehen, mit den deutlichen Spuren deines inneren Mannes und deiner inneren Frau. Und du spürst in dir ihre gegenseitige Liebe und Wertschätzung.

Genieße einen Moment diese wunderbare Schwingung, denn sie ist es, die dich auch eine Beziehung auf der äußeren Ebene anders wahrnehmen lässt.

Langsam ist es jetzt Zeit, dich aus deinem Arbeitszimmer zurückzuziehen. Du tust das leichten Herzens, da du an diesen Ort des Lernens jederzeit zurückkehren kannst.

So verlässt du dein Arbeitszimmer und befindest dich im Eingangsbereich deines Hauses. Du verlässt dein Haus, spürst die Frische der grünen Wiese unter deinen Füßen, und mit einem tiefen Einatmen wirst du dir deines Körpers wieder bewusst.

Atme mehrmals tief durch und öffne deine Augen.

Notieren Sie sich möglichst viele dieser intuitiven inneren Bilder, denn sie sind flüchtig und unterliegen sehr schnell wieder der Verdrängung.

Reflektierende Fragen für Frauen – »Personen im weiblichen Körper«

Nehmen Sie die folgenden Fragen als Ausgangspunkt für Ihre Selbsterforschung. Diese Fragen bieten Ihnen keine »Instant-Antworten«, sondern möchten Sie zu einer detaillierten Wahrnehmung Ihres Selbst inspirieren.

Manche dieser Fragen, zum Beispiel die Frage 1, erfordern einen höheren zeitlichen Aufwand – es gibt keinen Grund, die Fragen alle innerhalb einer Stunde zu beantworten, nehmen Sie sich Zeit.

Überprüfen Sie genau die »0-Festlegungen«, denn in ihnen finden Sie oft die schnelle Abfertigung unbequemer Fragen. Legen Sie sich lieber in die eine oder andere Richtung fest, sie brauchen ja Ihre Antworten niemandem zu zeigen.

Sich selbst genau zu kennen, ist eine wichtige Voraussetzung für Eigenliebe. Wenn Sie Ihre Antworten gründlich anschauen, werden Sie sich leicht einem der beiden Frauentypen zuordnen und die entsprechenden Entwicklungsschritte machen können.

Investieren Sie in diesen Prozess!

	-3	-2	-1	0	+1	+2	+3
1. Ich bin zufrieden mit meinem Aussehen.							
Gesamteindruck	❑	❑	❑	❑	❑	❑	❑
Gehen Sie jetzt Ihren Körper detailliert durch:							
• Füße	❑	❑	❑	❑	❑	❑	❑
• Beine	❑	❑	❑	❑	❑	❑	❑
• Becken	❑	❑	❑	❑	❑	❑	❑
• Po	❑	❑	❑	❑	❑	❑	❑
• Bauch	❑	❑	❑	❑	❑	❑	❑
• Brust	❑	❑	❑	❑	❑	❑	❑
• Hals	❑	❑	❑	❑	❑	❑	❑
• Arme	❑	❑	❑	❑	❑	❑	❑
• Hände	❑	❑	❑	❑	❑	❑	❑
• Kopf	❑	❑	❑	❑	❑	❑	❑
• Augen	❑	❑	❑	❑	❑	❑	❑
• Mund	❑	❑	❑	❑	❑	❑	❑
• Nase	❑	❑	❑	❑	❑	❑	❑
• Haare	❑	❑	❑	❑	❑	❑	❑

-3 bedeutet: stimmt überhaupt nicht
+3 bedeutet: stimmt hundertprozentig
0 bedeutet: weder noch

	-3	-2	-1	0	+1	+2	+3
• Sehen Sie sich die Bereiche an, in denen Sie -3 oder +3 angekreuzt haben, und fragen Sie sich: Was vermitteln mir diese Stellen? • Zum Beispiel: -3: Die Hände sehen zu klein aus, ich verbinde damit schwache Durchsetzungsfähigkeit. -3: Das Becken ist mir zu dick, damit finde ich mich unerotisch, ausschließlich mütterlich. +3: Die Augen sind strahlend, dadurch fühle ich mich sicher bei der Kontaktaufnahme.							
2. Ich fühle mich sicher in meiner Weiblichkeit.	❑	❑	❑	❑	❑	❑	❑
• Wenn Sie diese Frage negativ beantwortet haben: Warum fühlen Sie sich unsicher?							
3. Mein Umfeld spiegelt mir meine erotische Ausstrahlung.	❑	❑	❑	❑	❑	❑	❑
4. Es macht mir Spaß, einen Mann zu verführen.	❑	❑	❑	❑	❑	❑	❑
5. Bei Konflikten kann ich mich gut für mich einsetzen.	❑	❑	❑	❑	❑	❑	❑
• Wenn Sie diese Frage negativ beantwortet haben: Warum können Sie sich nicht gut für sich einsetzen? • Wenn Sie diese Frage positiv beantwortet haben: Welche Qualitäten helfen Ihnen dabei?							
6. Meine Freunde beschreiben mich als durchsetzungsfreudig.	❑	❑	❑	❑	❑	❑	❑
• Machen Sie sich ein paar Notizen, in welchen Bereichen Sie so erlebt werden?							
7. Es kommt mir so vor, als ob Männer bessere berufliche Möglichkeiten haben.	❑	❑	❑	❑	❑	❑	❑

	-3	-2	-1	0	+1	+2	+3
8. Meinem Partner gegenüber kann ich mich schlechter behaupten als in meinem Beruf.	❑	❑	❑	❑	❑	❑	❑
9. Aggressionen von anderen Menschen erlebe ich als beängstigend.	❑	❑	❑	❑	❑	❑	❑
• Wenn Sie diese Frage positiv beantwortet haben: In welchen Bereichen?							
10. Aggressionen meines Partners weiche ich aus.	❑	❑	❑	❑	❑	❑	❑
• Wenn Sie diese Frage positiv beantwortet haben: Was ist Ihre Befürchtung?							
11. Bei einem Streit werde ich so wütend, dass ich mich kaum beherrschen kann.	❑	❑	❑	❑	❑	❑	❑
• Wenn Sie diese Frage positiv beantwortet haben: Wie erklären Sie sich das?							
12. Bevor ich Entscheidungen treffe, hole ich mir die Meinung mehrerer Freundinnen/Freunde ein.	❑	❑	❑	❑	❑	❑	❑
13. In meinen Beziehungen erlebe ich mich oft als meinem Partner gegenüber überlegen.	❑	❑	❑	❑	❑	❑	❑
• Wenn Sie diese Frage positiv beantwortet haben: In welchen Bereichen?							
14. In Diskussionen kann ich gut mithalten.	❑	❑	❑	❑	❑	❑	❑
15. In Konfliktsituationen neige ich leicht zum Weinen.	❑	❑	❑	❑	❑	❑	❑
• Wenn Sie diese Frage positiv beantwortet haben: Wie fühlen Sie sich damit?							

	-3	-2	-1	0	+1	+2	+3
16. Wenn ich wütend bin, fühle ich mich hilflos und weine vor Zorn.	❑	❑	❑	❑	❑	❑	❑
• Wenn Sie diese Frage positiv beantwortet haben: Was macht es Ihnen schwer, Ihren Zorn über Grenzen oder Aggressionen auszudrücken?							
17. Eigene Ängste und Unsicherheiten sind mir vertraut.	❑	❑	❑	❑	❑	❑	❑
• Wenn Sie diese Frage positiv beantwortet haben: In welchen Bereichen? • Wenn Sie diese Frage negativ beantwortet haben: Wie erklären Sie sich das?							
18. Mein Partner sollte stark sein und mir Halt geben.	❑	❑	❑	❑	❑	❑	❑
19. In meinem Beruf bin ich wesentlich stärker und verhalte mich geradliniger als in meiner Partnerschaft.	❑	❑	❑	❑	❑	❑	❑
• Wenn Sie diese Frage positiv beantwortet haben: Wie erklären Sie sich das?							
20. Beruflich bin ich in einer leitenden Position.	❑	❑	❑	❑	❑	❑	❑
• Wenn Sie diese Frage positiv beantwortet haben: Sprechen Sie zu Hause über Ihren Erfolg? • Wenn Sie diese Frage negativ beantwortet haben: Wie fühlen Sie sich damit?							
21. Mein Partner hat mir schon öfter vorgeworfen, ich könne nicht klar denken.	❑	❑	❑	❑	❑	❑	❑
• Wenn Sie diese Frage positiv beantwortet haben: Wie geht es Ihnen damit?							
22. Bei Entscheidungen setzt sich meistens mein Partner durch.	❑	❑	❑	❑	❑	❑	❑

	-3	-2	-1	0	+1	+2	+3
• Wenn Sie diese Frage 22 positiv beantwortet haben: Wie geht es Ihnen damit?							
23. Ich verheimliche meinem Partner manche Dinge, die mir wirklich wichtig sind.	❑	❑	❑	❑	❑	❑	❑
• Wenn Sie diese Frage positiv beantwortet haben: In welchen Bereichen?							
24. Es fällt mir schwer, eine eigene Meinung zu bilden.	❑	❑	❑	❑	❑	❑	❑
• Wenn Sie diese Frage positiv beantwortet haben: In welchen Bereichen, und wie geht es Ihnen damit?							
25. In Konfliktsituationen verhalte ich mich kämpferisch.	❑	❑	❑	❑	❑	❑	❑
• Wenn Sie diese Frage positiv beantwortet haben: In welchen Bereichen?							
26. Ich kann mich gut gegen andere abgrenzen.	❑	❑	❑	❑	❑	❑	❑
• Wenn Sie diese Frage positiv beantwortet haben: In welchen Bereichen? • Wenn Sie diese Frage negativ beantwortet haben: Woran liegt das?							
27. In meinem Freundeskreis gibt es viele Menschen, an deren Meinung ich mich gerne anlehne.	❑	❑	❑	❑	❑	❑	❑
28. Ich kann mich gut in andere einfühlen.	❑	❑	❑	❑	❑	❑	❑
29. Wenn ich viele verschiedene Meinungen höre, dann weiß ich manchmal nicht mehr, wie ich selbst denke.	❑	❑	❑	❑	❑	❑	❑
• Wenn Sie diese Frage positiv beantwortet haben: Wie geht es Ihnen damit?							

	-3	-2	-1	0	+1	+2	+3
30. Mich hilflos oder abhängig zu fühlen, ist mir vertraut.	❑	❑	❑	❑	❑	❑	❑
• Wenn Sie diese Frage positiv beantwortet haben: Wie geht es Ihnen damit?							
31. Hilflosigkeit und Abhängigkeit verachte ich bei meinem Partner.	❑	❑	❑	❑	❑	❑	❑
• Wenn Sie diese Frage positiv beantwortet haben: Warum?							
32. Wenn verschiedene Dinge gleichzeitig auf mich einwirken, fühle ich mich schnell überfordert.	❑	❑	❑	❑	❑	❑	❑
• Wenn Sie diese Frage positiv beantwortet haben: Wie erklären Sie sich das?							
33. Es kommt mir so vor, als ob Männer mehr Macht im Leben hätten.	❑	❑	❑	❑	❑	❑	❑
• Wenn Sie diese Frage positiv beantwortet haben: Warum denken Sie, ist das so?							
34. Am Anfang meiner Beziehung/en hat/haben mich mein/e Partner oft beschützt.	❑	❑	❑	❑	❑	❑	❑
• Wenn Sie diese Frage positiv beantwortet haben: Wie war das für Sie, und wie hat sich das im Lauf der Beziehung entwickelt? • Wenn Sie diese Frage negativ beantwortet haben: Wie geht es Ihnen damit?							
35. Ich bin eine gute Verliererin.	❑	❑	❑	❑	❑	❑	❑
• Wenn Sie diese Frage positiv beantwortet haben: Wie kommt das?							

	-3	-2	-1	0	+1	+2	+3
36. Ich kann mich gut unterordnen.	❑	❑	❑	❑	❑	❑	❑
• Wenn Sie diese Frage negativ beantwortet haben: Wie erklären Sie sich das?							
37. Wenn ein Mann mich umwirbt, verunsichert mich das.	❑	❑	❑	❑	❑	❑	❑
• Wenn Sie diese Frage positiv beantwortet haben: Wie erklären Sie sich das?							
38. Neues gehe ich gerne an.	❑	❑	❑	❑	❑	❑	❑
39. Neues finde ich spannend.	❑	❑	❑	❑	❑	❑	❑
40. Manchmal stelle ich fest, dass ich Männer verachte.	❑	❑	❑	❑	❑	❑	❑
• Wenn Sie diese Frage positiv beantwortet haben: In welchen Bereichen, und wie erklären Sie sich das?							
41. Mein Partner hat mir schon häufig vorgeworfen, ich dominiere ihn.	❑	❑	❑	❑	❑	❑	❑
• Wenn Sie diese Frage positiv beantwortet haben: In welchen Bereichen, und wie erklären Sie sich das?							
42. Wenn sich mir eine sexuelle Möglichkeit bietet, lasse ich sie mir nur ungern entgehen, auch wenn ich eine feste Beziehung habe.	❑	❑	❑	❑	❑	❑	❑
• Wenn Sie diese Frage positiv beantwortet haben: Wie reagiert Ihr Partner darauf?							
43. Ich flirte auch in Gegenwart meines Partners mit anderen Männern gerne und leidenschaftlich.	❑	❑	❑	❑	❑	❑	❑
• Wenn Sie diese Frage positiv beantwortet haben: Wie reagiert Ihr Partner darauf?							

Indem wir unserer einzigartigen Bestimmung gerecht werden,
erlauben wir es unserem innersten Leben,
zu einem Ausdruck des Buddhas in neuer Form zu werden.

Jack Kornfield

Der passiv-feminine Mann

Vor einiger Zeit beobachtete ich, wie einige Fünf- bis Sechsjährige auf eine Erwachsene warteten. Vier kleine Jungen und ein Mädchen. Sie standen vor der Autotür, und drei der Jungen trugen Schildkappen verkehrt herum, weil das »cool« ist. Sie spielten miteinander, hampelten herum, demonstrierten Kraft und Bereitschaft zum Raufen. Ich sah nur ihre Körpersprache und konnte nicht verstehen, was sie sagten. Es war nichts Bösartiges in ihrem Spiel, sie spielten einfach die typischen Jungenspiele.

Der vierte Junge stand mit dem Mädchen abseits, sie beschäftigten sich miteinander, er hatte keine Kappe auf und war an dem Gebalge der drei anderen nicht interessiert. Die beiden spielten mit irgendetwas, lachten, redeten und wirkten ganz vertieft. Plötzlich zog er die Aufmerksamkeit der drei anderen Buben auf sich, sie fingen an, ihn in ihre harmlosen Platzhirschkämpfe einzubeziehen. Er fühlte sich offensichtlich unwohl, fand aber auch keinen Weg, sich zu entziehen. Das Mädchen löste die Situation, indem es ins Auto einstieg.

Dieses kurze Intermezzo an der Tankstelle gibt einigen Aufschluss über die Problematik eines passiv-femininen Mannes. Als Junge mit vielen weiblichen Bewusstseinsanteilen sozialisiert zu sein, bedeutet eine ständige Auseinandersetzung und oft schmerzhafte Reibung mit männlichen Rollenvorstellungen.

Herr Grünlich: Der gute Freund

Bereits in der Kindheit hatte Herr Grünlich keine Lust, zu raufen und die üblichen Jungenspiele zu spielen. Er baute oder bastelte lieber, und im Spiel mit Mädchen konnte er sich mehr verwirklichen. Später zog er aus Büchern oder der Befriedigung seiner musischen Interessen größeren Nutzen als aus dem Kontakt mit gleichaltrigen Jungen.

Er hatte keine Alpha-Position in der Jungengemeinschaft, wurde sogar eher gehänselt und als schwach abgewertet. Ein typischer »Warmduscher« eben!

Die Mädchen interessierten sich auch mehr für die männlicheren Jungen. Herr Grünlich war der gute Freund, einer, mit dem man stets gute Gespräche führen konnte, mehr nicht.

So oder so ähnlich lauten die Berichte von passiv-femininen Männern, wenn ich sie biografisch befrage. Sie waren bereits früh in Verbindung mit ihren weiblichen Anteilen und stellten ihre männliche Identität oft infrage, spätestens nach der Pubertät.

In vielen Fällen kamen Schwierigkeiten mit dem Vater dazu. Er wollte gerne einen »richtigen« Jungen, der Fußball spielt oder sich in anderer Weise für sportlichen Wettkampf stark macht, der sich im kämpferischen Gerangel mit anderen Jungen hervortut und auch mal ein blaues Auge wegsteckt. Weil der Junge weinte oder anderes »mädchenhaftes Gehabe« zeigte, wurde er oft ausgelacht oder verachtet. Häufig war der Vater ein »Negativvorbild«. Der Sohn wollte auf keinen Fall so werden wie der Vater und lehnte das Männliche generell ab. Deshalb entwickelte sich eine stärkere Bindung zur Mutter. Diese wurde durch die Mutter oft noch verstärkt, zum Beispiel, indem sie dem Sohn durch ihre ganze Haltung vermittelte: »Dich kann ich lieben, denn du bist nicht wie dein Vater.« Diese starke Bindung an die Mutter veranlasste dann wiederum den Vater, seinen Sohn als »Muttersöhnchen« abzuwerten.

Natürlich müssen solche oder ähnliche Biografien tief sitzende Zweifel an Männlichkeit auslösen. Wer bin ich als Mann? Wie sind die anderen? Bin ich richtig? Bin ich männlich? Bin ich attraktiv als Partner? Fragen dieser Art prägen das frühe Erwachsensein von passiv-femininen Männern. Es ist vergleichbar mit der Problematik aktiv-maskuliner Frauen.

Herr Schäfer: Schlechter »Marktwert« in der Pubertät

Herr Schäfer wurde in seiner Kindheit viel von seiner überbehütenden Großmutter betreut. Er trug zum Gespött seiner Freunde lange, gestrickte Strümpfe, die bis übers Knie reichten. Die Raufereien seiner Freunde ängstigten ihn eher, er hielt sich abseits und vermied es, in den Mittelpunkt dieser Spiele zu kommen. Auch Sport mochte er nicht besonders gern.

Nach der Pubertät hatte er lange keine Freundin, er war zu schüchtern, zu ängstlich – außerdem schätzte er seinen »Marktwert« nicht außerordentlich hoch ein. Erst später, während des Studiums, gewann er ein besseres Selbstwertgefühl. Seine guten Studienabschlüsse gaben ihm Selbstvertrauen. Und plötzlich, in den 70er-Jahren, waren auch Männer gefragt, die sich emotional einbrachten.

In den 70er- und 80er-Jahren des 20. Jahrhunderts waren Männer, die sich verstärkt über ihre weibliche Seite definiert haben, erstmals anerkannt. Die neuen Männer sollten einfühlsam sein und über Gefühle sprechen. Sie sollten bereit sein, zugunsten der Familie auf Karriere zu verzichten. Endlich war es gesellschaftsfähig, die Zeit den Kindern statt dem Beruf zu widmen, Teilzeit zu arbeiten oder sogar Hausmann zu sein. Sie waren immer öfter am

Kinderspielplatz zu finden und bei Elternsprechtagen in der Schule vertreten. Ihre Entscheidung erschloss neue Möglichkeiten für die Arbeitsteilung zwischen Männern und Frauen, zögerlich entstanden sogar Halbtagsstellen für Männer. Wunderbare Möglichkeiten für passiv-feminine Männer zogen am Himmel auf – und schlechte Zeiten für »Machos«!

Frauen begannen in dieser Zeit verstärkt in bisher den Männern vorbehaltene Berufe vorzustoßen, und erstmals in der deutschen Geschichte entstand größere Toleranz für Menschen, die in gleichgeschlechtlichen Beziehungen lebten. Ein androgynes Zeitalter schien angebrochen zu sein.

Aber dies war nur ein kurzfristiger Trend, er bewegte sich meines Erachtens in den 90er-Jahren wieder rückläufig. Eine Chance für Männer und Frauen, sich als androgyn zu begreifen und eine individuelle Rollenverteilung zu finden, verstrich, kaum dass sie begonnen hatte. Die Alternative heute scheint der Verzicht auf Kinder zu sein, wie die rückläufigen Geburtenzahlen beweisen.

Die Bezeichnung »Softie« bekam mehr und mehr einen abwertenden Beigeschmack, es waren wieder »richtige Kerle« gefragt. Bodybuilding ersetzte die Selbstfindungsgruppen, und die Zeit des großen Körperkults begann für Männer und Frauen: Wie bekomme und erhalte ich den perfekten Körper? Männer und Frauen folgen heute mehr denn je wieder polarisierenden Rollenklischees. Passiv-feminine Männer waren nach einer kurzen Atempause gezwungen, sich wieder mit der gesellschaftlichen Projektion, »eben doch kein richtiger Kerl zu sein«, zu beschäftigen.

Aber unabhängig von Modetrends wird es immer Männer geben, die von ihrem Bewusstsein her eher passiv-feminin oder eher aktiv-maskulin orientiert sind. Und glücklicherweise ist keine der Möglichkeiten besser oder schlechter, jede bringt ihre eigenen Lebensaufgaben mit sich.

Durch das weiblich dominierte Bewusstsein ist der passiv-feminine Mann offen für seine Empfindungen, Intuitionen und Gefühle, für seine künstlerischen Seiten. Er ist sensibel und bereit, sich anzupassen, auch unterzuordnen. Sein Bedürfnis nach Beziehungen und Familie stellt er über seinen Wunsch nach Erfolg und Karriere. Er zeigt in weniger ausgeprägter Form viele Eigenschaften, die bereits bei der passiv-femininen Frau beschrieben sind. Weniger ausgeprägt deswegen, weil er sich bedingt durch seine Sozialisation immer auch mit männlichen Qualitäten auseinandersetzen musste und sie dadurch bis zu einem gewissen Grad integrieren konnte.

Wie die aktiv-maskuline Frau entspricht er einem androgynen Typ. Wie sie leidet auch er häufig unter den Folgen eines schlechten Selbstwertes, denn er zweifelt aufgrund seines Wesens an seiner erotisch attraktiven Seite und befürchtet, nicht begehrenswert für Frauen zu sein, weil er den gesellschaftlich anerkannten Männlichkeitsbildern nicht entspricht.

Viele passiv-feminine Männer haben Schwierigkeiten in ihrer beruflichen Verwirklichung. Von daher wählen sie oft angestellte Tätigkeiten, da sie sich dort nicht selbst organisieren müssen. Es ist ihnen angenehmer, wenn dieser Lebensbereich durch einen Arbeitgeber und die Regeln eines Arbeitsvertrages festgelegt ist. Selten sind sie beruflich außerordentlich ehrgeizig oder streben nach Führungspositionen.

Das alles wäre an sich kein Problem, wenn nicht dieses weibliche Bewusstsein ausgerechnet in einem männlichen Körper stecken würde…

Herr Hiller: Angestellt oder selbstständig?

Herr Hiller ist verheiratet, 40 Jahre alt und arbeitet als Informatiker. Eigentlich ist er recht zufrieden mit seiner Arbeit, aber die Vision seiner Frau, einer ehrgeizigen Therapeutin, sieht vor, gemeinsam mit ihm zusammen in eigener Praxis zu arbeiten. Viele Machtkämpfe entzünden sich an diesem Thema, er möchte nicht so recht, aber sie hätte doch so gerne ... Er entzieht sich, sie fordert, bis er sich dann endlich doch für die Heilpraktikerprüfung vorbereitet. Er kann nicht klar äußern, aus welcher Motivation er diese Prüfung macht, ob es sich dabei um seinen oder um ihren Wunsch handelt.

Obwohl er diese wirklich schwierige Prüfung besteht und er therapeutische Zusatzausbildungen absolviert, schafft er es nicht, sich ein neues Berufsfeld aufzubauen. Nach meiner Einschätzung hätte er es sich besser erlaubt, weiterhin in einer angestellten Tätigkeit zu arbeiten.

Mit ihrem Desinteresse an Karriere, beruflichem Aufstieg und Anerkennung widersprechen passiv-feminine Männer den gängigen Rollenerwartungen, da sie »ihren Mann nicht stehen«. Tür und Tor für Selbstabwertung stehen damit weit offen. Akzeptierten sie ihre individuelle Ausdrucksform und billigten sie das Konstruktive in genau diesen Qualitäten, wäre für sie manches leichter. Viele weiblich identifizierte Frauen stellen berufliche Entscheidungen dieser Art nie infrage. Selbstverständlich räumen sie ihrer Familie und den Kindern erste Priorität ein und akzeptieren, dass ihre Partner bedeutend mehr verdienen und die Karriereleiter hinaufklettern, während sie die gemeinsamen Kinder erziehen.

Wie bereits mehrfach ausgeführt, können wir nicht jemand anderes werden, als unser genetisches Potenzial es zulässt. Wir werden alles, was wir sind, auch ins Leben einbringen, entweder konstruktiv oder destruktiv, eine andere Alternative gibt es nicht. Viele Menschen verbringen sehr viel Zeit damit, das Spiel zu spielen: »Was wäre, wenn ich jemand anders wäre?« Dieses Spiel scheint mir die größte praktizierte Form der Zeitverschwendung!

Ein passiv-femininer Mann wird sich offen oder heimlich abwerten, weil er befürchtet, zu wenig männlich zu sein. Da er sich wenig mit seinen gott- oder »gengegebenen« Qualitäten annimmt, werden sie automatisch einer destruktiven Verzerrung unterliegen. Passivität zeigt sich in seinem destruktiven Erscheinungsbild als Antriebslosigkeit, konstruktiv tritt sie als Gelassenheit in unser Leben. Anpassungsfähigkeit macht sich in dem breiten Spektrum zwischen Lernfähigkeit, Unterordnung bis hin zu Selbstnegierung oder Masochismus bemerkbar.

Ich kann gar nicht genug darauf hinweisen: Es ist nicht möglich, Aspekte von uns nicht zu leben. Unsere Lebensqualität wird dadurch bestimmt, ob wir unsere Charakteristika konstruktiv oder destruktiv leben. Alle Hoffnungen, etwas aussitzen oder negieren zu können, erweisen sich letztendlich als Fehleinschätzung. Die Richtung unserer Wahlen wird immer deutlich sichtbar werden, unabhängig davon, wie wir meinen, gewählt zu haben. Unsere Handlungen sprechen eine deutliche Sprache: Mit ihnen wird die dahinter stehende Einstellung eindeutig und unwiderlegbar sichtbar.

Herr Zeller: Rückzug statt Auseinandersetzung

Herr Zeller ist 45 Jahre alt, geschieden und freiberuflich tätig. Während seiner Ehe, aus der drei Kinder hervorgingen, hat er sich verstärkt der Kinderbetreuung gewidmet. Es fiel ihm während der Ehe schwer, sich gegen seine Partnerin durchzusetzen. Damit hat er heute noch Schwierigkeiten in seinen Beziehungen. Dadurch, so seine Schilderung, hat er bei der Scheidung große finanzielle

Verluste in Kauf nehmen müssen. Noch heute hadert er wegen des verlorenen Geldes.

Zu seinen Kindern hat Herr Zeller trotz Scheidung eine enge und gute Beziehung. Bei Problemen wenden sie sich vornehmlich an ihn. Er ist immer bereit, sich für sie zu engagieren.

Seit Jahren schon nimmt Herr Zeller regelmäßig an den verschiedensten Selbsterfahrungsgruppen teil und geht einen spirituellen Weg. Er hat auch bereits einige Ausbildungen in dieser Richtung gemacht.

Beruflich hat Herr Zeller große Probleme mit Selbstdisziplin, die er braucht, um freiberuflich erfolgreich zu sein. Für sich kontinuierlich Werbung zu machen und regelmäßig in seine Arbeit zu investieren, fällt ihm enorm schwer. Dadurch manövriert er sich, besonders in Beziehungskrisen, immer wieder in Lebensumstände, in denen seine Konten bis zum Limit überzogen sind und er existenziellen Ängsten ausgesetzt ist. Wenn er sich dann aufrafft und seine Arbeitsstörung überwindet, arbeitet er ausgesprochen erfolgreich. Er erwägt auch immer mal wieder die Möglichkeit einer angestellten Tätigkeit, in der er sich nicht selbst motivieren müsste.

Sein beruflicher Misserfolg erfüllt ihn mit Scham und Versagensgefühlen, die er überspielt, indem er sich weitaus erfolgreicher darstellt, als er ist, oder er vermeidet im Kontakt geschickt dieses schambesetzte Thema.

Auch sein Beziehungsleben stellt sich als problematisch heraus. Lernt er eine neue Partnerin kennen, präsentiert er sich als selbstbewussten, autonomen, beruflich erfolgreichen, gut verdienenden Mann, der bereit ist, seiner Frau jeden Wunsch von den Augen abzulesen und sie zu beschützen. Ein Traumprinz!

Wenn Sie das Kapitel des aktiv-maskulinen Mannes gelesen haben, können Sie erkennen, dass Herr Zeller sich zunächst als aktiv-maskuliner Mann mit dessen positiven Qualitäten präsentiert. Daran kann man den Grad seiner inneren Selbstabwertung erkennen.

Natürlich kann Herr Zeller dieses Image des perfekten Geliebten, Vaters und Freundes nicht endlos lange aufrechterhalten, das Versagen ist vorprogrammiert.

Nach einiger Zeit kommt eine ganz andere Seite zum Tragen. Dann geht seine Anpassung bis hin zur Selbstaufgabe. Konflikten weicht er aus, indem er sich vordergründig anpasst, dann aber die getroffenen Absprachen sabotiert, vergisst, falsch verstanden hat und sie deswegen auch nicht einhalten kann. Oder er zieht sich innerlich zurück und ist für seine Partnerinnen nicht mehr erreichbar.

Zahlreiche Trennungen haben schmerzhafte Spuren hinterlassen und lassen ihn an seiner Beziehungsfähigkeit zweifeln.

Bei Herrn Zeller wird deutlich, wie sich die Problematik des passiv-femininen Mannes Raum verschafft. Das ungeliebte weibliche Wesen überflutet nun sozusagen das ganze System. Es beginnt das männliche zu dominieren und bietet einerseits weibliche Lösungen dort an, wo männliche vonnöten wären, gleichzeitig führen die meisten Lösungen zu Selbstabwertung, weil sie destruktiv verzerrt sind und deswegen nicht zu einem konstruktiven Resultat führen.

Herr Zeller zum Beispiel grenzt sich nicht ab (das wäre eine positive männliche Lösung). Stattdessen passt er sich an und sabotiert beziehungsweise »vergisst« Absprachen (destruktive weibliche Lösung). Oder er beantwortet die Notwendigkeit zum zielgerichteten beruflichen Engagement (positive männliche Lösung), indem er Stunden mit Computerspielen verbringt beziehungsweise lustlos herumhängt (destruktive weibliche Lösung). Wenn es um Begegnung und Austausch (konstruktive weibliche Qualität) geht, entzieht er sich und ist für seine Partnerin emotional nicht erreichbar (destruktive weibliche Lösung). Die Beziehung zu seinen Kindern dagegen zeigt seine gut integrierten weiblichen Teile. Dort ist er präsent und fürsorglich.

Einem passiv-femininen Mann fällt es schwer, Verantwortung für etwas zu übernehmen. Er hofft, ein anderer möge das für ihn tun. Gleichzeitig verachtet er sich für diesen Wunsch.

Ich möchte auch hier darauf hinweisen, dass die meisten passiv-femininen Frauen genau die gleichen Wünsche haben, bei ihnen wird dieses Verhalten aber als weiblich-richtig respektiert. Bedenken Sie nur den Unterschied zwischen einer Frau, die es nicht schafft, sich ihrem Chef gegenüber durchzusetzen, und einem Mann in der gleichen Situation!

In dem graduellen Maß seiner Selbstzweifel ergeben sich auch problematische Partnerschaften, denn die Qualität der äußeren Partnerschaft wird vornehmlich durch die Zusammenarbeit der »inneren Familie« bestimmt. So wird sich der passiv-feminine Mann gemäß den Gesetzen der Attraktion eine Partnerin wählen, die Männlichkeit in das System einbringt. Genau dafür wird er sie aber auch ablehnen, denn sie steht ja für etwas, von dem er glaubt, dass er es selbst repräsentieren müsste. Also wird er sie sabotieren, ignorieren, abwerten oder »am langen Arm verhungern« lassen. Er wird irgendetwas tun, wodurch er ihr – eigentlich mehr sich selbst – seine Männlichkeit und Macht beweisen kann.

Und kann er ihren Wert anerkennen oder ihn gar unterstützen, wenn er sich selbst so abwertet? Damit kommen wir zu der Frage, wie passiv-feminine Männer mit ihren negativen Persönlichkeitsmerkmalen und Aggressionen umgehen. Ähnlich wie passiv-feminine Frauen haben sie zunächst einmal große Schwierigkeiten, eigene aggressive Anteile zu erkennen. Sie präsentieren sich häufig als aggressionsgehemmte Opfer. Oft konnte ich beobachten, wie sie sich schweigend zurückziehen und den Kommunikationsball resignativ mit den Worten rüberspielen: Es hat ja sowieso keinen Sinn, dann geht es eben nicht.

Sie sticheln, klagen und kritisieren mit leiser Stimme, feinfühlig die Grenze dessen wahrnehmend, was die andere Person gerade noch schlucken wird. Spricht das Gegenüber sie darauf an, so antworten sie harmlos und fragend: Wieso bist du jetzt sauer, ich habe doch nur gesagt ... Sie schaffen den Spagat, ihre Negativität so subtil einzubringen, den anderen sozusagen auf kleinster Flamme hochzukochen, dass sich der »Schwarze Peter« am Ende stets in den Händen des anderen befindet und sie sich die Illusion eigener konstruktiver Verhaltensweisen bewahren können.

Passiv-feminine Männer müssen mühevoll lernen, für ihre aggressiven Anteile Verantwortung zu übernehmen, statt sie mit der Maske der Unschuld auszuagieren. Oft beschweren sie sich, ihre Frauen seien *immer* so aggressiv, kritisierten sie *permanent*.

Ich antworte dann gerne, ich könne mir leider auch nicht erklären, wie ein derartig konstruktives Verhalten, wie sie es gemäß ihrer Worte praktizieren, auf der Gegenseite so viel Aggression auslösen könne. Dabei müsse es sich um ein Wunder handeln, oder es sei elementare Boshaftigkeit der Partnerin im Spiel. Mit solchen Worten gelingt es mir meistens, leise Zweifel am idealisierten Selbstbild zu säen.

In einer Einzelarbeit werde ich Zeugin einer sehr berührenden Arbeit mit einem passiv-femininen Mann:

Herr Müntig: Wohin mit der Wut, die nicht sein darf?

Herr Müntig findet es schwierig, aggressive eigene Impulse wahrzunehmen. Selbstzerstörerisch opfert er sich lange Zeit auf, bemüht sich, sämtliche Erwartungen seiner Freundinnen zu erfüllen und der perfekte Partner zu sein. Das gelingt ihm auch einige Zeit, aber wenn die Beziehungen vertrauter werden, fällt ihm dies immer schwerer. Zunächst zieht er sich emotional mehr und mehr zurück, bis er dann, statt sich abzugrenzen, die Beziehung beendet.

Während Herr Müntig über seine Problematik spricht, beobachte ich, wie er seine rechte Hand zur Faust ballt und diese mit der linken Hand umfasst und sie beim Sprechen immer wieder herunterdrückt. Ich mache ihn auf seine Körpersprache aufmerksam. Herr Müntig, der bereits die Hilfe einiger Selbsterfahrungsgruppen in Anspruch genommen hat, kann sofort beiden Händen Stimmen verleihen und sich so sein dahintersteckendes Dilemma bewusst machen. Die geballte Faust, so findet er heraus, verkörpert seine ganze Wut, die nicht sein darf und durch die linke Hand heruntergedrückt wird.

Ich spüre seine Erwartung, diese Gefühle in eine Handlung umzusetzen, wie es in der Körperpsychotherapie eine übliche Vorgehensweise wäre.

Der Therapeut fordert den Klienten dabei auf, mit den Fäusten auf einen Schaumstoffblock einzuschlagen und so die festgehaltene Wut darzustellen. Ich habe bei passiv-femininen Männern keine gute Erfahrung mit dieser Technik gemacht, da ihr Zorn nach kurzer Zeit in Tränen endet, die aggressive Ladung sozusagen kollabiert und sie keinen Kontakt zu den inneren Ursachen bekommen. Bestenfalls sind die aggressiven Gefühle momentan entladen.

Ich bin mir sicher, dass Herr Müntig diesen Lösungsweg bereits einige Male erfolglos ausprobiert hat, daher schlage ich ihm etwas anderes vor. Ich frage ihn, ob er die linke Faust (sie entspricht der weiblichen Seite) bitten könne, der rechten, verborgenen und unterdrückten Faust (männliche Seite) zuzuhören und deren Anliegen zu würdigen.

Mit dieser Technik nutze ich seine Ressourcen, nämlich seine gut entwickelte weibliche Seite, um mit ihrer Hilfe und Einwilligung seine männliche zu integrieren und zu stärken.

Nun folgt eine ergreifende Aussage: »Ich (die rechte Hand = Aggressionen) bin doch für alle da, ich will doch eure Grenzen schützen und Übergriffe verhindern. Wenn du (linke Hand = harmonisierend) das nicht zulässt, dann brauchst du dich nicht zu wundern, wenn Frauen immer wieder übergriffig werden.« Während Herr Müntig das sagt, beginnt er zu weinen und empfindet eine große Liebe zu seiner rechten Hand und seiner männlichen Seite.

In dieser Arbeit stellt Herr Müntig eine sehr berührende und versöhnende Kommunikation zwischen seiner männlichen und weiblichen Seite her, symbolisiert durch seine beiden Hände.

Maßgeblich werden die destruktiven Anteile passiv-femininer Männer durch ihre Angst vor abhängigen Teilen genährt. Unsere weiblichen Persönlichkeitsanteile sorgen für Bindung, im destruktiven Erscheinungsbild für Abhängigkeit. Die männlichen verhelfen uns zur Eigenständigkeit, negativ sorgen sie dafür, dass wir uns auf nichts einlassen.

Wenn es um den Bereich Bindung und Abhängigkeit geht, wird es für passiv-feminine Männer aufgrund ihrer weiblichen Prägung problematisch. Diejenigen von ihnen, deren Selbstzweifel stark ausgeprägt sind, werden ihre weibliche Seite entsprechend destruktiv einbringen. Dann erwachsen aus der konstruktiven Fähigkeit, sich zu binden, Abhängigkeitsgefühle. Männer sollten aber gemäß herrschender Rollenbilder keinesfalls abhängig sein. Deswegen werden sie solchen Gefühlen sehr ambivalent, oft auch hilflos gegenüberstehen. Haben sie dazu noch aktiv-maskuline Partnerinnen, die autonomer sind als sie, ist die Krise vorprogrammiert. Aber vor jeder Veränderung steht eine Krise, die letztendlich Integration und Wachstum bewirkt!

Das »unmännliche« Auftreten passiv-femininer Männer beantworten viele Therapeuten mit der Lösung, männlicher zu werden, männliche Verhaltensweisen einzuüben.

Hier kommen dann die Männergruppen und schamanistische Kraftrituale wie Feuerlaufen oder männliche Sportarten ins Spiel. Das alles ist nicht schlecht, beantwortet aber das zugrunde liegende Problem nicht: Dieses besteht in der Abweichung von Rollenvorstellungen und der daraus resultierenden Selbstablehnung. Lösungen, die auf der Annahme fußen, körperliche und emotional-seelische Gegebenheiten müssten sich entsprechen, funktionieren weder bei passiv-femininen Männern noch bei aktiv-maskulinen Frauen.

Außerdem: Gäbe es etwas Langweiligeres, als geklonte, den jeweiligen Trends entsprechende männliche und weibliche Erscheinungsformen? Reichtum entsteht durch Vielfalt!

Meine Erfahrungen haben mich zu dem Schluss kommen lassen, dass das emotionale Wohlbefinden passiv-femininer Männer von zwei wesentlichen Aspekten abhängt:

- sich von kollektiven Männlichkeitsbildern lösen, zugunsten eigener Ressourcen,
- sich als vielschichtiges Bewusstsein in einem Körper zu begreifen.

Solange ihre Lösungsversuche darauf abzielen, Männlichkeitsidealen zu entsprechen, rennen sie sonst wie die aktiv-maskuline Frau ständig mit dem Kopf gegen die sprichwörtliche Wand. Die Vorstellung, es gäbe so etwas wie einen wirklichen Mann, ist als reine kulturelle Fiktion zu entlarven. Meines Erachtens haben androgyne Persönlichkeiten mehr Möglichkeiten, denn ihnen bietet sich ein wesentlich größerer Handlungsspielraum.

Heilungsschritte

Gleich der aktiv-maskulinen Frau wird Ihr Schritt, lieber passiv-femininer Leser, darin bestehen, sich nicht weiter mit Rollenvorstellungen zu identifizieren, sondern stattdessen eigene Ressourcen zu erkennen und zu erschließen.

Wenn Sie sich mit anderen, Ihrer Meinung nach männlicheren Männern vergleichen, werden Sie automatisch denken: Bin ich besser oder bin ich schlechter? Fragen Sie sich lieber: Welche Möglichkeiten habe ich?

Im besseren Abschneiden ist bereits die Möglichkeit der Unterlegenheit angelegt, wie im schlechteren Abschneiden oft heimliche Überlegenheitsgefühle beinhaltet sind. Das menschliche Energiesystem ist stets auf einen Ausgleich bedacht, auch wenn der Ausgleich nicht immer deutlich sichtbar wird. Deswegen beinhaltet die weitverbreitete Tendenz, sich mit anderen zu vergleichen, immer auch die Angst, schlechter abzuschneiden und damit weniger wert zu sein. Üblicherweise stellen Menschen ihren eigenen Schwachpunkten die Stärken anderer gegenüber und umgekehrt. Wir könnten, wenn wir uns schon unbedingt messen wollen, eigene Stärken neben die Stärken anderer stellen beziehungsweise eigene Schwachpunkte neben die der anderen.

Herr Franz verurteilt sich zum Beispiel heftig, weil sein beruflicher Erfolg nicht seinen Vorstellungen entspricht. Er vergleicht seinen Erfolg mit dem Erfolg eines seiner Freunde, der offensichtlich über ein sehr viel höheres Einkommen verfügt und beruflich mehr erreicht hat. Er übersieht dabei großzügig, dass es mit der Ehe seines Freundes nicht zum Besten steht und dieser auch keine besonders gute Beziehung zu seinen Kindern hat, im Gegensatz zu ihm. Weiterhin übersieht er, dass seine Frau ebenfalls sehr gut verdient, beruflich erfolgreich ist und sie sich dadurch einen vergleichbaren Lebensstandard ermöglichen können.

Eine bessere Form der Auswertung wäre: Mein Freund ist beruflich sehr erfolgreich, ich dagegen lege sehr viel Wert auf den Beziehungsaspekt und habe dort vergleichbaren Erfolg.

Also: Bremsen Sie Ihren Wunsch, Ihren Wert über das Messen mit anderen herauszufinden, denn wer eigene Schwächen mit den Stärken anderer vergleicht, wird dauerhaft zum Verlierer. Stattdessen empfiehlt sich eine persönliche Prüfung:

- Wie bin ich?
- Was sind meine Stärken?
- Was sind meine Schwächen?
- Wie anerkenne ich meine Stärken?
- Wie gehe ich mit meinen Schwächen um?

Vielleicht ist es für Sie hilfreich, sich bewusst zu machen, dass die Voraussetzung für Kreativität ein harmonisches Zusammenspiel von männlichem und weiblichem Bewusstsein ist. Und genau dieses Potenzial haben Sie! Ich bin überzeugt davon, dass nur Menschen, denen beide Bewusstseinsanteile zur Verfügung stehen, Großes bewirken können. Und das zu erreichen, sollte Ihnen nicht schwerfallen.

Setzen Sie sich weiterhin mit Ihrem Frauenbild auseinander, dort gibt es vermutlich einige korrekturbedürftige Sichtweisen. Sie werden sich keinesfalls dadurch attraktiver fühlen, dass Sie Frauen ihre Attraktion absprechen. Überprüfen Sie ehrlich: Wie erleben Sie sich Frauen gegenüber?

- Am Anfang einer Beziehung,
- während der Beziehung.
- Wer geben Sie vor, zu sein?
- Welche Persönlichkeitsanteile unterschlagen Sie?

Sie können sich weiterhin mit einer Fantasiereise unterstützen. Bei Ihnen geht es um das liebevolle Zusammenwirken Ihrer weiblichen Seite mit Ihrer männlichen. Machen Sie dazu die Fantasiereise auf Seite 112.

Zusammenfassung

Passiv-feminine Männer hadern mit ihrer scheinbar nicht genügend ausgeprägten Männlichkeit, indem sie sich mit gesellschaftlichen Vorgaben vergleichen. Darüber übersehen sie ihre wunderbar entwickelten weiblichen Persönlichkeitsseiten und schätzen sie nicht wert.
Die nicht geliebte weibliche Seite überflutet in den betroffenen Lebensbereichen das gesamte System und bietet destruktiv weibliche Lösungen dort an, wo männliche gefragt wären.

Reflektierende Fragen für Männer – »Personen im männlichen Körper«

Nehmen Sie die folgenden Fragen als Ausgangspunkt für Ihre Selbsterforschung. Diese Fragen bieten Ihnen keine »Instant-Antworten«, sondern möchten Sie zu einer detaillierten Wahrnehmung Ihres Selbst inspirieren.

Manche dieser Fragen, zum Beispiel die Frage 1, erfordern einen höheren zeitlichen Aufwand – es gibt keinen Grund, die Fragen alle innerhalb einer Stunde zu beantworten, nehmen Sie sich Zeit.

Überprüfen Sie genau die »0-Festlegungen«, denn in ihnen finden Sie oft die schnelle Abfertigung unbequemer Fragen. Legen Sie sich lieber in die eine oder andere Richtung fest, sie brauchen ja Ihre Antworten niemandem zu zeigen.

Sich selbst genau zu kennen, ist eine wichtige Voraussetzung für Eigenliebe. Investieren Sie in diesen Prozess!

	-3	-2	-1	0	+1	+2	+3
1. Ich bin zufrieden mit meinem Aussehen.							
Gesamteindruck	❑	❑	❑	❑	❑	❑	❑
Gehen Sie jetzt Ihren Körper detailliert durch:							
• Füße	❑	❑	❑	❑	❑	❑	❑
• Beine	❑	❑	❑	❑	❑	❑	❑
• Becken	❑	❑	❑	❑	❑	❑	❑
• Po	❑	❑	❑	❑	❑	❑	❑
• Bauch	❑	❑	❑	❑	❑	❑	❑
• Brust	❑	❑	❑	❑	❑	❑	❑
• Hals	❑	❑	❑	❑	❑	❑	❑
• Arme	❑	❑	❑	❑	❑	❑	❑
• Hände	❑	❑	❑	❑	❑	❑	❑
• Kopf	❑	❑	❑	❑	❑	❑	❑
• Augen	❑	❑	❑	❑	❑	❑	❑
• Mund	❑	❑	❑	❑	❑	❑	❑
• Nase	❑	❑	❑	❑	❑	❑	❑
• Haare	❑	❑	❑	❑	❑	❑	❑

-3 bedeutet: stimmt überhaupt nicht
+3 bedeutet: stimmt hundertprozentig
0 bedeutet: weder noch

	-3	-2	-1	0	+1	+2	+3
• Sehen Sie sich die Bereiche an, in denen Sie -3 oder +3 angekreuzt haben, und fragen Sie sich: Was vermitteln mir diese Stellen? • Zum Beispiel: -3: Die Hände sehen zu klein aus, damit verbinde ich Handlungsunfähigkeit. +3: Die Schultern sind breit, das drückt für mich Belastbarkeit aus. -3: Meine Muskeln sind nicht entwickelt, dadurch finde ich mich schwach.							
2. Ich fühle mich sicher in meiner Männlichkeit.	❑	❑	❑	❑	❑	❑	❑
• Wenn Sie diese Frage negativ beantwortet haben: Warum fühlen Sie sich unsicher?							
3. Mein Umfeld beschreibt mich als sehr männlich.	❑	❑	❑	❑	❑	❑	❑
• Wie geht es Ihnen mit dieser Rückmeldung?							
4. Bei Konflikten kann ich mich gut durchsetzen.	❑	❑	❑	❑	❑	❑	❑
• Wenn Sie diese Frage negativ beantwortet haben: Warum können Sie sich nicht gut für sich einsetzen? • Wenn Sie diese Frage positiv beantwortet haben: Welche Qualitäten helfen Ihnen dabei?							
5. Meine Karriere ist mir wichtiger als meine Partnerschaft.	❑	❑	❑	❑	❑	❑	❑
• Wenn Sie diese Frage positiv beantwortet haben: Wie kommt Ihre Partnerin damit klar?							
6. Es kommt mir so vor, als ob Frauen besser mit Gefühlen umgehen könnten.	❑	❑	❑	❑	❑	❑	❑
7. Meiner Partnerin gegenüber kann ich mich schlechter behaupten als in meinem Beruf.	❑	❑	❑	❑	❑	❑	❑

	-3	-2	-1	0	+1	+2	+3
• Wenn Sie diese Frage positiv beantwortet haben: Worauf führen Sie das zurück?							
8. Meine Partnerin empfinde ich als attraktiv.	❑	❑	❑	❑	❑	❑	❑
• Wenn Sie diese Frage negativ beantwortet haben: Wie erklären Sie sich das? • Wenn Sie diese Frage positiv beantwortet haben: Weiß Ihre Partnerin davon?							
9. Ich übernehme gerne die Initiative.	❑	❑	❑	❑	❑	❑	❑
• Wenn Sie diese Frage negativ beantwortet haben: Wie erklären Sie sich das? • Wenn Sie diese Frage positiv beantwortet haben: In welchen Bereichen?							
10. Anstehende familiäre Entscheidungen trifft meistens meine Partnerin.	❑	❑	❑	❑	❑	❑	❑
• Wenn Sie diese Frage negativ beantwortet haben: Wie erklären Sie sich das? • Wenn Sie diese Frage positiv beantwortet haben: Wie fühlen Sie sich damit?							
11. Anstehende berufliche Entscheidungen entscheidet meine PartnerIn mit.	❑	❑	❑	❑	❑	❑	❑
• Wenn Sie diese Frage negativ beantwortet haben: Wie begründen Sie das? • Wenn Sie diese Frage positiv beantwortet haben: Wie fühlen Sie sich damit?							
12. In meiner Beziehung erlebe ich mich oft als meiner Partnerin überlegen.	❑	❑	❑	❑	❑	❑	❑
• Wenn Sie diese Frage positiv beantwortet haben: Wie erklären Sie sich das?							

	-3	-2	-1	0	+1	+2	+3
13. Ich passe mich meiner Partnerin gegenüber häufiger an, als mir lieb ist.	❑	❑	❑	❑	❑	❑	❑
• Wenn Sie diese Frage positiv beantwortet haben: In welchen Bereichen?							
14. Ich kann meine Gefühle gut zeigen.	❑	❑	❑	❑	❑	❑	❑
• Wenn Sie diese Frage negativ beantwortet haben: Wie geht es Ihnen damit?							
15. Bei Konflikten setze ich mich lautstark durch.	❑	❑	❑	❑	❑	❑	❑
• Wenn Sie diese Frage positiv beantwortet haben: Wie erklären Sie sich das?							
16. Ich fühle mich oft anderen Männern unterlegen.	❑	❑	❑	❑	❑	❑	❑
• Wenn Sie diese Frage positiv beantwortet haben: Wie erklären Sie sich das?							
17. Neues gehe ich gerne an.	❑	❑	❑	❑	❑	❑	❑
• Wenn Sie diese Frage negativ beantwortet haben: Wie erklären Sie sich das? • Wenn Sie diese Frage positiv beantwortet haben: Was verbinden Sie mit neuen Erfahrungen?							
18. Neues finde ich spannend.	❑	❑	❑	❑	❑	❑	❑
• Wenn Sie diese Frage negativ beantwortet haben: Wie erklären Sie sich das? • Wenn Sie diese Frage positiv beantwortet haben: Was verbinden Sie mit neuen Erfahrungen?							
19. Meine Partnerin wirft mir immer wieder vor, dass ich mich nicht an Absprachen halte.	❑	❑	❑	❑	❑	❑	❑

	-3	-2	-1	0	+1	+2	+3
• Wenn Sie diese Frage positiv beantwortet haben: Wie erklären Sie sich das?							
20. Bei Meinungsverschiedenheiten gebe ich leicht nach.	❑	❑	❑	❑	❑	❑	❑
• Wenn Sie diese Frage negativ beantwortet haben: Wie vermuten Sie, würde Ihre Partnerin diese Frage beantworten? • Wenn Sie diese Frage positiv beantwortet haben: Wie geht es Ihnen damit?							
21. Meine beruflichen Ziele erreiche ich stets	❑	❑	❑	❑	❑	❑	❑
22. Meine privaten Ziele erreiche ich stets.	❑	❑	❑	❑	❑	❑	❑
• Wenn Sie bei den Fragen 21 und 22 stark voneinander abweichende Antworten gegeben haben: Wie erklären Sie sich den unterschiedlichen Erfolg?							
23. Bei mir wurde schon einmal eine Stresskrankheit diagnostiziert (Bluthochdruck, Magengeschwür, Herzprobleme, Sonstiges).	❑	❑	❑	❑	❑	❑	❑
• Wenn Sie diese Frage positiv beantwortet haben: Erkennen Sie eine auslösende Situation?							
24. Ich neige zu depressiven Verstimmungen.	❑	❑	❑	❑	❑	❑	❑
• Wenn Sie diese Frage positiv beantwortet haben: Was halten Sie für die Ursache?							
25. Mir wurde schon öfter vorgeworfen, ich sei launisch und neige zu emotionalen Ausbrüchen.	❑	❑	❑	❑	❑	❑	❑
• Wenn Sie diese Frage positiv beantwortet haben: Wie denken Sie selbst darüber?							

	-3	-2	-1	0	+1	+2	+3
26. Meine Partnerin sagt, sie habe Angst vor mir, wenn ich wütend bin.	❑	❑	❑	❑	❑	❑	❑
• Wenn Sie diese Frage positiv beantwortet haben: Wie geht es Ihnen damit?							
27. Ich habe Meinungsverschiedenheiten schon einmal handgreiflich gelöst.	❑	❑	❑	❑	❑	❑	❑
• Wenn Sie diese Frage positiv beantwortet haben: Was halten Sie für die Ursache?							
28. Ich kann mich gut in andere einfühlen.	❑	❑	❑	❑	❑	❑	❑
• Wenn Sie diese Frage negativ beantwortet haben: Wie erklären Sie sich das?							
29. Wenn verschiedene Dinge gleichzeitig auf mich einwirken, fühle ich mich schnell überfordert.	❑	❑	❑	❑	❑	❑	❑
• Wenn Sie diese Frage positiv beantwortet haben: Wie erklären Sie sich das?							
30. Ich beschütze gerne meine Partnerin am Anfang einer Beziehung.	❑	❑	❑	❑	❑	❑	❑
31. Ich beschütze meine Partnerin auch noch in einer längeren Beziehung.	❑	❑	❑	❑	❑	❑	❑
• Wenn Sie bei den Fragen 30 und 31 stark voneinander abweichende Antworten gegeben haben: Wie erklären Sie sich die unterschiedlichen Antworten?							
32. Ich fühle mich von meiner Partnerin oft eingeengt.	❑	❑	❑	❑	❑	❑	❑
• Wenn Sie diese Frage positiv beantwortet haben: Wie erklären Sie sich das?							

	-3	-2	-1	0	+1	+2	+3
33. Gefühle von Abhängigkeit oder Schwäche kann ich mir leicht zugestehen.	❑	❑	❑	❑	❑	❑	❑
• Wenn Sie diese Frage negativ beantwortet haben: Was bedeutet es für Sie, sich schwach oder abhängig zu fühlen?							
34. Wenn sich mir eine sexuelle Möglichkeit bietet, lasse ich sie mir nur ungern entgehen, auch wenn ich eine feste Beziehung habe.	❑	❑	❑	❑	❑	❑	❑
• Wenn Sie diese Frage positiv beantwortet haben: Wie reagiert Ihre Partnerin darauf?							
35. Ich flirte auch in Gegenwart meiner Partnerin mit anderen Frauen gerne und viel.	❑	❑	❑	❑	❑	❑	❑
• Wenn Sie diese Frage positiv beantwortet haben: Wie reagiert Ihre Partnerin darauf?							
36. Mit meinen Freunden habe ich einen intensiven emotionalen Austausch.	❑	❑	❑	❑	❑	❑	❑
• Wenn Sie diese Frage negativ beantwortet haben: Wie erklären Sie sich das, und wie fühlen Sie sich damit?							
37. Manchmal stelle ich fest, dass ich Frauen verachte.	❑	❑	❑	❑	❑	❑	❑
• Wenn Sie diese Frage positiv beantwortet haben: In welchen Bereichen, und wie erklären Sie sich das?							
38. Meine Partnerin hat mir schon häufig vorgeworfen, ich dominiere sie.	❑	❑	❑	❑	❑	❑	❑
• Wenn Sie diese Frage positiv beantwortet haben: In welchen Bereichen, und wie erklären Sie sich das?							
39. Ich bin ein guter Verlierer.	❑	❑	❑	❑	❑	❑	❑

	-3	-2	-1	0	+1	+2	+3
• Wenn Sie diese Frage positiv beantwortet haben: Wie kommt das?							
40. Ich kann mich gut unterordnen.	❑	❑	❑	❑	❑	❑	❑
• Wenn Sie diese Frage negativ beantwortet haben: Wie erklären Sie sich das?							
41. Wenn eine Frau mir offen ihr Interesse zeigt, verunsichert mich das.	❑	❑	❑	❑	❑	❑	❑
• Wenn Sie diese Frage positiv beantwortet haben: Wie erklären Sie sich das?							
42. Es kommt mir so vor, als ob Frauen mehr Macht im Leben hätten.	❑	❑	❑	❑	❑	❑	❑
• Wenn Sie diese Frage positiv beantwortet haben: Warum denken Sie, ist das so?							
43. Bei Entscheidungen setzt sich meistens meine Partnerin durch.	❑	❑	❑	❑	❑	❑	❑
• Wenn Sie diese Frage positiv beantwortet haben: Wie geht es Ihnen damit?							

Das einzig wahre Kriterium, was eine tiefe, bedeutungsvolle Beziehung ausmacht, ist eure Authentizität, Offenheit und fehlende Abwehr, eure Bereitschaft zu fühlen, euch zu engagieren und euch und alles, was euch wichtig ist, offen und ehrlich einzubringen.

Eva Pierrakos

Gleichgeschlechtlich orientierte Menschen

Immer wieder habe ich die Möglichkeit, mit Menschen zusammenzuarbeiten, die sich für eine gleichgeschlechtliche Partnerwahl entschieden haben. Einige von ihnen von Anfang an, andere erst im Lauf ihres Lebens. Bei fast all diesen Menschen tritt eine ausgeprägte Wertethematik bezüglich ihrer Geschlechtsidentität zutage. Bei manchen offensichtlich – sie sprechen schamerfüllt über ihre Homosexualität. In der Öffentlichkeit, so sagen sie, vermeiden sie Gespräche über ihr Privatleben und verheimlichen weitgehend ihre sexuelle Orientierung. Andere haben sich eine aggressiv-trotzige Haltung angeeignet, sie versuchen sich ihren Platz in der Gesellschaft zu erkämpfen. Sie bekommen in den Lesben- oder Schwulenorganisationen Unterstützung. Und dann gibt es noch die, die sich von anderen Menschen so gut wie möglich isolieren und sich in einer Subkultur Gleichgesinnter bewegen. Dadurch erfährt ihr dahinterstehender Konflikt wenig Stimulation. Das bedeutet konkret: Sie können die Illusion aufrechterhalten, keine diesbezüglichen Probleme zu haben. Die wenigsten Homosexuellen leben mit ihrer sexuellen Prägung aber vollkommen im Frieden. Ich möchte die unterschiedlichen Lösungswege nicht aus- oder bewerten, sondern mehr das Verbindende herausstellen, nämlich die meistens zugrunde liegende Wertethematik.

Lassen Sie mich vorab noch eines sagen: Da ich Begriffe wie »Lesbe« oder »Schwuler« als überflüssige und destruktive Zuschreibung empfinde, erbat ich mir Hilfestellung von einer »lesbischen« Frau, um mein »Sprachproblem« in diesem Kapitel zu lösen. Ich halte es für falsch, Menschen aufgrund bestimmter Eigenschaften zu klassifizieren. Zu sehr erinnert mich das an die oft persiflierten Gespräche im Krankenhaus: »Schwester, wie geht es dem Blinddarm auf Zimmer 12?« Wie kommen wir als Gesellschaft dazu, bestimmte Personengruppen über ihre sexuellen Vorlieben zu definieren?

Stellen Sie sich dazu das Partygespräch in dieser Karikatur vor:

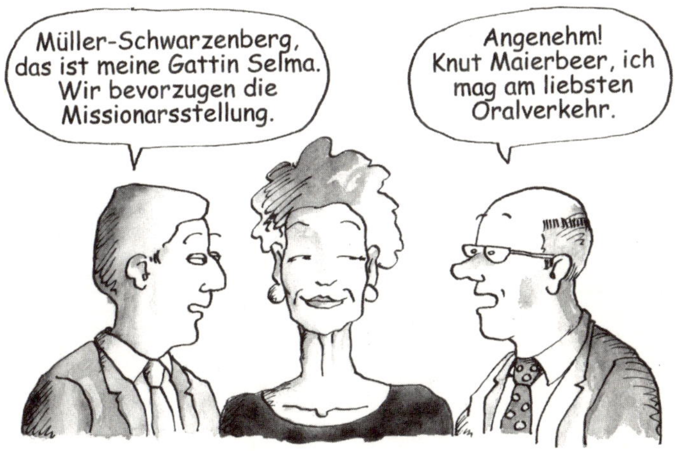
Müller-Schwarzenberg, das ist meine Gattin Selma. Wir bevorzugen die Missionarsstellung.
Angenehm! Knut Maierbeer, ich mag am liebsten Oralverkehr.

Warum spielt es eine so große Rolle, mit wem, wie oft und wie wir Sexualität praktizieren? Wäre es nicht sinnvoller, Menschen mehr unter dem Gesichtspunkt ihrer Liebes- und Beziehungsfähigkeit zu betrachten?

Meine Beraterin also antwortete, diese Bezeichnungen »Lesbe« und »Schwuler« seien eine Form der trotzigen Identifikation. Sie wären ein Versuch, die darin enthaltene Abwertung zu entkräften und zu verarbeiten, indem die ursprünglichen Schimpfwörter mit neuem, konstruktivem Inhalt gefüllt werden. Das klang einleuchtend für mich, mein Unbehagen hat sich dadurch aber nicht vollständig aufgelöst. Mir scheint es, als müssten wir uns selbst permanent den Beweis unserer perfekten Männlichkeit beziehungsweise Weiblichkeit liefern. Beweisen müssen wir grundsätzlich aber nur das, von dessen Wahrheitsgehalt wir selbst nicht überzeugt sind. Passiv-feminine Männer und aktiv-maskuline Frauen setzen sich, wie in den beiden vorangegangenen Kapiteln ausgeführt, ständig – mehr oder weniger – mit gesellschaftlich vorhandenen Normen auseinander und versuchen ihre Männlichkeit beziehungsweise Weiblichkeit zu beweisen. Manche tun dies erfolgreich, manche weniger erfolgreich. Aber zu welchem Zweck? Und zu welchem Preis?

Wie stark muss dann erst die innere und auch die äußere Konfrontation sein, wenn ein Gefühl von Andersartigkeit und Ausgeschlossensein bedingt durch die sexuelle Orientierung dazukommt?

Isolation und Ausschluss

Hierzu die Schilderung einer Frau, die ausschließlich Beziehungen zu Frauen einging:

»Als ich herausgefunden habe, dass ich lesbisch bin (mit 17), ist meine ganze Welt zusammengebrochen. Ich hatte niemanden, mit dem ich darüber reden konnte. Ich habe nirgends mehr dazugehört und war plötzlich vollkommen isoliert, denn ich hatte mein Geheimnis.

Ich habe sehr lange versucht, den Anschein aufrechtzuerhalten, und hatte sogar einen Freund, mit dem ich ›ging‹. Aber wir haben uns nie geküsst, wir waren mehr gute Freunde, die sich beim Händchen gehalten haben. Ich habe es nicht geschafft, mit ihm oder meinen Freundinnen zu sprechen.

Meine Eltern waren katholisch, und bis dahin war ich in der Kirche aktiv und habe an all das auch geglaubt. Aber das ist mir dann auch weggebrochen, mit dem Pfarrer konnte ich nicht sprechen, und ich bin dann auch nicht mehr zur Beichte gegangen.

Erst viel später, über die feministische Bewegung, habe ich neue Freundinnen gefunden.

Als meine Eltern es dann erfahren haben (mit 24), haben sie jahrelang kein Wort mehr mit mir geredet, ich war für sie gestorben. Erst seit kurzem haben wir wieder vorsichtigen Kontakt. Meinen Eltern gegenüber vermeide ich das Thema noch heute, sie behandeln mich, als ob ich keine Partnerin hätte« (mit 47 Jahren, seit acht Jahren wohnt sie mit ihrer Lebensgefährtin zusammen), »als ob ich einfach nur noch nicht den richtigen Mann getroffen hätte.«

Solche Geschichten sind nicht die Ausnahme, sondern eher die Regel. Als Folge derartiger Behandlung und ohne entsprechende Integration häufen sich alle Symptome, die schweren seelischen Druck anzeigen: Depressionen, neurotische Störungen, psychosomatische Verarbeitung bis hin zu Suizidgedanken oder -handlungen. Stellen Sie sich vor, Menschen könnten sich als Personen mit männlichen und weiblichen Anteilen verstehen, könnten erfassen, dass sich körperlicher Ausdruck nicht unbedingt mit dem vorhandenen und prägenden Bewusstsein deckt. Stellen Sie sich vor, sie würden weiterhin erkennen, welch untergeordnete Rolle die Sexualität wirklich spielt, und könnten davon ablassen, permanent männliches oder weibliches Rollenverhalten vorzuspielen: Wie viel Leid bliebe ihnen dadurch erspart! Homosexuellen wie Heterosexuellen stellen sich die gleichen Aufgaben. Beide suchen nach einer Balance zwischen weiblichen und männlichen

Anteilen. Unterschiede sind durch die soziale und kirchliche Stigmatisierung und die damit verbundene Abwertung bedingt, als deren Folge tief greifende Irritationen im Selbstwertgefühl fast zwangsläufig und unvermeidbar sind.

Die Rolle der Kirche und »Spirituellen«

An dieser Stelle ein kritisches Wort zu den »Spirituellen« und zur Kirche. Erst hat unsere Kirche ihr wirklich »Bestes« gegeben, über Jahrhunderte hinweg Homosexuelle als abartig veranlagt und ausschließenswert darzustellen und sie zu verfolgen. Dies geschah in offensichtlicher Ignoranz der Verhältnisse, die sich durch das aufgezwungene zölibatäre Leben in den eigenen Reihen entwickelt hatten. Aber auch in vielen Büchern der sogenannten New-Age-Literatur wird Homosexuellen empfohlen, in Anbetracht ihrer Neigungen entweder auf Sexualität zu verzichten beziehungsweise sich »umzupolen« und vielleicht eine Reinkarnationstherapie zu machen, damit der »Makel« beseitigt wird. Homosexualität wird demnach durch ein schlechtes Karma aus einem früheren Leben begründet. Dort habe man sich geweigert, seine Geschlechtlichkeit anzunehmen, und deswegen sei man in diesem Leben sozusagen durch die Homosexualität gestraft worden.

Menschen, die solche »Weisheiten« in Umlauf bringen, scheinen zu vergessen, dass wir bisher noch keine E-Mail von Gott empfangen können. Solange diese Tatsache gültig ist, werden unsere Einsichten, Inspirationen und Wahrnehmungen von geistigen Gesetzmäßigkeiten, die wir Gott, aufgestiegene Meister oder Engel nennen, immer durch unseren eigenen Erkenntnisstand subjektiv verfärbt sein. Zwar ist es »in«, über vergangene Leben zu sprechen, die Reinkarnationstherapie boomt, aber ich bezweifle die Kompetenz jener, die derartige Aussagen machen.

Homosexualität erfordert auf jeden Fall und unvermeidbar eine Auseinandersetzung mit eigenen männlichen und weiblichen Wesenszügen. Die Irritationen sind so heftig, der Leidensdruck ist oft so stark, dass eine Entwicklung fast zwangsläufig notwendig erscheint. In dieser Hinsicht könnte eine gleichgeschlechtliche Ausrichtung eine gute Voraussetzung hin zur integrierten Persönlichkeit sein.

In der Gruppe der gleichgeschlechtlich orientierten Personen sind mir bisher nur Menschen begegnet, die sowohl mit ihren männlichen als auch mit ihren weiblichen Anteilen in Beziehung standen. Bei den homosexuellen Männern gab es einige, die ein perfektes Rollenspiel des aktiv-maskulinen Mannes beherrschten und sich auch gerne so zeigten. Lernte ich sie näher kennen, kamen stets ausgeprägte passiv-feminine Persönlichkeitsanteile zum Vorschein. Bei den Frauen konnte ich das entsprechende Schutzschild, das einer passiv-femininen Frau, bisher nicht erkennen – womöglich eine der positiven Wirkungen der Frauenbewegung, die schon lange an Frauen appelliert, ihre aktive, Einfluss nehmende Seite zu entdecken, zu entfalten und vor allem einzusetzen.

Die überschätzte Sexualität

Vielleicht ist es nicht nur, aber vor allem für homosexuelle Menschen wichtig, die Bewusstseinsebene von der Sexualität zu trennen. In der Arbeit mit Paaren konnte ich bisher nie den hohen Stellenwert bestätigen, der dem sexuellen Beisammensein von Paaren gemeinhin beigemessen wird. Ich denke eher, Sexualität ist schlichtweg *die* Munition für Paargefechte.

Kaum eine Beziehung geht tatsächlich wegen unterschiedlicher sexueller Bedürfnisse auseinander. Paare trennen sich eher wegen mangelnder Kommunikationsbereitschaft und dem Unvermögen, sich selbst und den Partner zu lieben.

Um der Überbetonung des sexuellen Stellenwerts entgegenzuwirken, möchte ich sowohl homosexuellen wie auch heterosexuellen Menschen empfehlen, sich mit den folgenden hilfreichen Fragen zu beschäftigen:

- Wirkt meine sexuelle Ausrichtung auf meine Liebesfähigkeit?
- Hindert sie mich daran, Beziehungen einzugehen?
- War, wenn ich ehrlich bin, meine Sexualität wirklich jemals die Ursache von Trennungen?

Diese drei Fragen sind bei aufrichtiger Prüfung nur mit einem Nein zu beantworten. Was spielt es dann für eine Rolle, mit wem wir unsere Sexualität ausleben?

Besondere Chancen

Die meisten Konflikte Homosexueller scheinen mir durch die gesellschaftliche Diskriminierung und die daraus resultierende Selbstabwertung verursacht. Das entbindet aber nicht den Einzelnen, sich neue, eigene und liebevollere Sichtweisen anzueignen. Es nützt niemandem, sich als Opfer der Kirche und des Staats zu empfinden. Diese Haltung schwächt und verhindert lösungsorientiertes Denken.

Schwule Männer und lesbische Frauen haben sogar eine besondere Chance: Durch die Notwendigkeit, sowohl männliche als auch weibliche Charakteristika zu verwirklichen, durchlaufen die meisten Homosexuellen ein hervorragendes »Training«. Die klassische Rollenzuweisung ist in einer gleichgeschlechtlichen Beziehung von vornherein schwierig bis unmöglich. Deswegen sind Homosexuelle gezwungen, sich sowohl mit ihren männlichen wie auch mit ihren weiblichen Anteilen auseinanderzusetzen. Sie können dieser Aufgabe nicht ausweichen und werden sich demzufolge Befähigungen in beide Richtungen erarbeiten.

Und wer sowieso keine Chance hat, kollektiven Vorgaben zu entsprechen, hat auch die Freiheit, sich unabhängig von ihnen selbst verwirklichen zu können. Das beinhaltet individuelle Sichtweisen, die grundsätzlich eine größere persönliche Freiheit mit sich bringen als die kollektiven. Dieser Prozess ist aber erst dann möglich, wenn sich Homosexuelle selbst liebevoll und akzeptierend gegenüberstehen, denn das ist die Grundlage jeglicher konstruktiven Ausrichtung.

Die Arbeit fast jeder homosexuellen Person beginnt mit der praktischen Umsetzung dieser beiden menschlichen Tugenden: Eigenliebe und Akzeptanz.

Die trotzige, sich gegen die Gesellschaft stellende innere Haltung verhindert meist den aufgeführten konstruktiven Prozess. Trotz ist die negative Gegenbewegung zur Grenzsetzung. Er kann nie wirkliche Freiheit ersetzen, denn ihm fehlt die Eigenliebe. Trotz ist eine unreife Form der Autonomie und Abgrenzung. Deswegen ist es wichtig herauszufinden, wo Sie sich, liebe Leserin und lieber Leser, trotzig abgrenzen oder tatsächlich individuelle Freiheit leben. Diese Frage zu beantworten ist nicht leicht und erfordert eine intensive Realitätsprüfung. Wie viel innere Freiheit Sie sich auf der Grundlage von Eigenliebe wirklich erarbeitet haben, können Sie anhand Ihrer spontanen Reaktionen in Gedanken, Worten und Taten erkennen.

Wie reagieren Sie, wenn jemand zu Ihnen sagt: »Du bist ja schwul!«, und Sie dabei den Worten Unverständnis oder eine abwertende Absicht entnehmen?

Wenn Sie innerlich zornig auf diese Aussage reagieren, dann gehören Sie zum Großteil der Bevölkerung, die auf der Erkenntnisebene deutlich weiter ist als mit ihrer daraus resultierenden emotionalen Umsetzung. Es ist schwer, ungeliebten Wahrheiten ins Auge zu blicken, aber das ist auf jeden Fall weniger unangenehm, als zum Opfer eigener Idealisierungen zu werden.

Heilungsschritte

Die erste und wichtigste Frage, der Sie sich als gleichgeschlechtlich orientierte Person stellen können, ist: *Was bringt meine sexuelle Orientierung an Konstruktivem in mein Leben?*

Wenn wir Opfer von Diskriminierung oder anderem Unrecht sind, haben wir die Tendenz, unser Augenmerk auf die Defizite einer Situation zu richten und zu fragen: Welche Möglichkeiten gehen mir durch diese Situation verloren?

Wir entwickeln ich-schwächende, entwicklungsverzögernde Opfergefühle, durch die unsere Handlungskompetenz erheblich eingeschränkt ist. Also, verändern Sie Ihre Blickrichtung! Statt »Wie hat es mir geschadet?« fragen Sie sich: »Welche Qualitäten konnte ich durch meine Homosexualität entwickeln?« Machen Sie sich darüber hinaus eine Liste, die zeigt, was Sie denen voraushaben, die sich kategorisch über ihr körperliches Geschlecht definieren.

Ein Beispiel: Durch Ihre intensive Auseinandersetzung mit Ihrer Geschlechtlichkeit waren Sie früh gezwungen, sich mit männlichem und weiblichem Rollenverhalten auseinanderzusetzen. Sie sind vermutlich in beidem »zu Hause« und verfügen über die darin enthaltenen Qualitäten. Welche können Sie bei sich entdecken?

- Versuchen Sie vielleicht mithilfe einer Freundin oder eines Freundes herauszufinden, wie Sie mit gesellschaftlicher Abwertung umgehen.
- Überprüfen Sie, ob Sie mit Ihrer Form der Verarbeitung zufrieden sind.
- Gibt es Alternativen?

Vielleicht steht an dieser Stelle auch eine offene, klärende Aussprache mit Ihrem Umfeld an – mit Eltern, Arbeitskollegen, Freunden. Achten Sie in diesen Unterhaltungen darauf, keine Vorwürfe zu erheben und stattdessen über sich zu reden. Vorwürfe stehen einer konstruktiven Lösung entgegen.

Sprechen Sie über Ihre eigene Verunsicherung bezüglich Ihrer Homosexualität, eventuell auch darüber, wie Sie sich mit den Reaktionen Ihres Umfeldes fühlen. Gespräche dieser Art können Unglaubliches bewirken. Jahrelang genährte gegenseitige Schuldzuweisungen können sich sekundenschnell auflösen, indem sie sich als Verkettung unglücklicher Missverständnisse und falscher Erwartungen herausstellen. Der klärende, konstruktiv geführte Dialog hat meistens eine wohltuende Wirkung.

Im inneren Prozess wird es für Sie von großer Bedeutung sein, herauszufinden, ob Ihr Handeln mehr Ihrer männlichen oder Ihrer weiblichen Seite unterliegt. Erforschen Sie, in welchen Lebensbereichen Sie auf die jeweiligen Qualitäten zurückgreifen und zu welchen Sie sich ambivalent fühlen. Nutzen Sie dafür die Fragenkataloge am Ende der vorangegangenen Kapitel. Lernen Sie die zwiespältig besetzten Befähigungen besser kennen, entdecken Sie deren Eigenschaften. Vielleicht möchten Sie sich ihnen auch mithilfe der Fantasiereisen aus den vorangegangenen Kapiteln nähern.

Zusammenfassung

Die Problematik gleichgeschlechtlich orientierter Menschen ähnelt der von aktiv-maskulinen Frauen und passiv-femininen Männern. Sie ist hier jedoch noch stärker ausgeprägt, weil die kollektiven Projektionen wesentlich massiver sind. Die Kirche trägt einen wichtigen Teil dazu bei.

Reflektierende Fragen

1. Wann haben Sie herausgefunden, dass Sie sich von Personen gleichen Geschlechts angezogen fühlen?

2. Hatten Sie in dieser Zeit jemanden, mit dem Sie darüber sprechen konnten, der Sie verstanden hat?
   - Wenn nein, was war Ihre Lösung?
   - Wenn ja, erinnern Sie sich möglichst vieler guter Details.

3. Wie haben Sie sich in dieser Zeit in Bezug auf Ihren Körper gefühlt?

4. Auch wenn die Zeit vielleicht lange zurückliegt oder sehr schmerzhaft war, fragen Sie sich: Wie haben Sie in dieser Zeit über sich selbst gedacht?

5. Welche Rückmeldungen haben Ihnen Ihre Eltern gegeben?

6. Gab es in Ihrer Kindheit eine kirchlich-religiöse Anbindung?
   - Wenn ja: Haben Sie dort mit Ihrer geschlechtlichen Orientierung einen Halt gefunden?

7. Wie haben Ihre Freundinnen oder Freunde reagiert?
   - Konnten Sie mit Ihnen sprechen?

8. Gab es Menschen in Ihrem Umfeld, die Sie verstanden und unterstützt haben?

9. Wenn Sie lesbisch sind:
   - Wie fühlen Sie sich gegenüber Männern?
   - Differenzieren Sie zwischen Männern und männlichem Verhalten?
   - Gibt es in Ihrem Leben ungelöste Konflikte mit oder

schwerwiegende Vorwürfe gegenüber männlichen Personen?

10. Wenn Sie schwul sind:
    - Wie fühlen Sie sich gegenüber Frauen?
    - Differenzieren Sie zwischen Frauen und weiblichem Verhalten?
    - Gibt es in Ihrem Leben ungelöste Konflikte mit oder schwerwiegende Vorwürfe gegenüber weiblichen Personen?

11. In welchen Lebensbereichen drücken sich Ihre männlichen Charakteristika aus?
    - Legen Sie eine Liste davon an und spüren Sie nach, wie Sie sich in Bezug auf diese Anteile fühlen.

12. In welchen Lebensbereichen drücken sich Ihre weiblichen Charakteristika aus?
    - Legen Sie eine Liste davon an und spüren Sie nach, wie Sie sich in Bezug auf diese Anteile fühlen.

13. Welche davon bringen Sie leichter, unbefangener in Ihren Alltag ein?

14. Welche erscheinen Ihnen als problematisch?

15. Welcher Ihrer Bewusstseinsanteile ist nach Ihrer Einschätzung in den folgenden Lebensbereichen dominant?
    - in Ihrem beruflichen Umfeld,
    - in Ihrem Privatleben (ohne Partner/in),
    - in Ihrem Privatleben (mit Partner/in),
    - in Ihrer Freizeit.

Es ist so einfach,
aber deswegen noch lange nicht leicht.
Unbekannt

Lust auf Wiederholung?

Männer und Frauen gibt es nur auf der körperlichen Ebene. Geistig-seelisch sind wir ein mehr oder weniger einträchtiges Miteinander von männlichen, weiblichen und kindlichen Bewusstseinszuständen. Unsere jeweilige Veranlagung und Sozialisation lässt die inneren Charakteristika unterschiedlich stark präsent erscheinen. Die harmonische Kooperation dieser Bewusstseinsanteile ist eine Voraussetzung für Kreativität und konstruktive Lebensbewältigung und für eine erfolgreiche Partnerschaft.

Die passiv-feminine Frau und der aktiv-maskuline Mann entsprechen in ihrer Erscheinungsform den immer noch herrschenden geschlechtlichen Rollenvorgaben von Weiblichkeit beziehungsweise Männlichkeit. Sozial in ihrem Rollenbild bestätigt, stellen sie es auch lange nicht infrage. Die jeweils gegengeschlechtlichen Charakteristika werden verdrängt und nicht genügend geschult. Dadurch sind diese Typen in den betroffenen Lebensbereichen wenig handlungs- und erlebensfähig und erhoffen sich Abhilfe durch einen Partner. Ihr Leid entsteht durch die Hoffnung, eine andere Person könne das Nichtgelebte statt ihrer verwirklichen. Die Lernaufgabe dieser beiden Typen besteht darin, die verdrängten Teile aufzudecken und zu integrieren, um sich das verdrängte Potenzial zu erschließen und zunutze zu machen.

Da sie viel gesellschaftliche Bestätigung für ihren Wesensausdruck erfahren, suchen sie lange Zeit nach einer

Lösung im Außen, häufig in der Partnerschaft. Erst durch schwere, bei Männern oft psychosomatisch ausgetragene Krisen wagen sie Veränderung.

Zwar sind aktiv-maskuline Frauen und passiv-feminine Männer am ehesten als androgyn zu bezeichnen, sie entsprechen aber nicht den gesellschaftlichen Rollenvorgaben von Weiblichkeit oder Männlichkeit. Beiden steht zwar der gegengeschlechtliche Wesensanteil als Handlungselement zur Verfügung, aber sie ziehen aus seiner Anwesenheit negative Schlüsse über ihre Attraktivität. Sie befürchten, keine richtige Frau beziehungsweise kein richtiger Mann zu sein. Dadurch erschaffen sie ein schlechtes Selbstbild und können nur Teilbereiche ihres Selbst erkennen. Für diese beiden Typen besteht die Lernaufgabe darin, sich zunächst von kollektiven Rollenvorgaben zu lösen und sich dann mit dem ihnen gegebenen Potenzial anzufreunden, sich zu lieben.

Die Aufgaben des passiv-femininen Mannes als auch des aktiv-maskulinen Mannes lauten, einen neuen, liebevollen Zugang zu ihren weiblichen Anteilen zu finden, ihren Wert zu erkennen und ihn verstärkt zu einem konstruktiven Werkzeug des Alltags zu machen. Im Umkehrschluss haben die beiden weiblichen Typen die Aufgabe, das Gleiche mit ihren männlichen Wesensmerkmalen zu tun.

Die Problematik gleichgeschlechtlich orientierter Menschen ähnelt der von aktiv-maskulinen Frauen und passiv-femininen Männern. Ihre Selbstzweifel sind aufgrund immer noch vorhandener gesellschaftlicher Verurteilung und Diskriminierung stärker ausgeprägt. Dadurch sind sie besonders gefordert, sich selbst zu lieben, zu achten und anzunehmen.

Für alle Strukturtypen ist es von höchster Bedeutung, sich verstärkt mit ihrem Bewusstsein zu identifizieren statt mit ihrer Körperform, denn eine Veränderung ihrer selbst ist ausschließlich durch die bestmögliche Nutzung ihrer individuellen Ressourcen möglich.

Es dauert Monate, mitunter Jahre,
um das Vertrauen eines Menschen zu erlangen,
aber nur 30 Sekunden können genügen,
um es zu zerstören.
Unbekannt

Eros – Falle oder Weg?

Dual aufgespaltene Eigenschaften streben immer nach Vereinigung: Passivität braucht, sucht und findet Aktivität, Introvertiertes benötigt Extrovertiertes, das Weibliche verlangt nach dem Männlichen. Durch die Attraktion und das Zusammenkommen von Gegensätzlichem entsteht Reibung und in der Folge Wachstum. Gerade in der Paarbeziehung ist dieses Geschehen deutlich zu beobachten und wird mal schmerzhaft, mal bereichernd wahrgenommen. Die Eroskraft bildet dabei das magnetische Kraftfeld zwischen gegensätzlichen Qualitäten.

Die meisten Menschen verlieben sich einmal oder auch mehrfach in ihrem Leben. Verliebt zu sein ist ein (Ausnahme-)Zustand, der, beobachten wir ihn an anderen, ungläubiges Kopfschütteln oder Neid hervorruft. Erfahren wir ihn hingegen selbst, bewirkt er strahlende Augen und das Gefühl, endlich angekommen zu sein.

Die geistig-seelische Komponente ist mit den Möglichkeiten der empirischen Wissenschaft nur dürftig zu erfassen. Hauptsächlich von seiner hormonellen Seite beginnt sich das Geheimnis des Verliebens greifbar zu entschlüsseln.

Wenn die Hormone »verrückt« spielen

Die Psychiaterin Donatella Marazziti von der Universität Pisa konnte herausfinden, dass in Zeiten der Verliebtheit der Testosteronspiegel bei Mann und Frau auf gleichem Niveau verharrt und beide quasi »gleichgeschaltet« sind. Die Forscherin stellte eine »Verweiblichung« der Männer fest, und umgekehrt wiesen Frauen höhere Testosteronspiegel auf als nicht verliebte Geschlechtsgenossinnen, sie »vermännlichten«.

Oxytozin lässt den Wunsch nach Berührung hochkommen und ist mit verantwortlich dafür, dass wir uns schön machen und auf Partnersuche gehen. Es ist aber auch der »hormonelle Superkleber«, der die Bindung an den geliebten Menschen festigt.

Dopamin bewirkt, dass ein Individuum sich einer anderen Person gegenüber öffnet, und zwar mehr, als dies normalerweise der Fall ist, und es ist zuständig für euphorische Gefühle. Phenyläthylamin (PEA) lässt uns auf Wolke sieben schweben, laut singen und sonstige verrückte Sachen im »Liebesrausch« machen. Es ist auch verantwortlich für die »Liebe auf den ersten Blick«.

Darüber hinaus werden viele weitere Hormone ausgeschüttet, damit wir die unübertreffliche Erfahrung des Verliebtseins machen können.

Außer der wunderbaren hormonellen Wirkung wissen wir aber wenig Konkretes über das Phänomen der Eroskraft. Aber ungeachtet der Tatsache, dass wir sie nicht analysieren können, ist sie deutlich sichtbar. Menschen, die normalerweise mit griesgrämigem Gesicht durch die Welt laufen, lächeln plötzlich und strahlen Freude und Zufriedenheit aus. Sie wirken jünger, hübscher – verliebt eben. Das Wunder der Natur bringt unvorstellbare Veränderungen zustande, lässt Menschen über sich selbst hinauswachsen und befähigt sie zu konstruktiven Handlungen, die ihnen sonst wesensfremd wären.

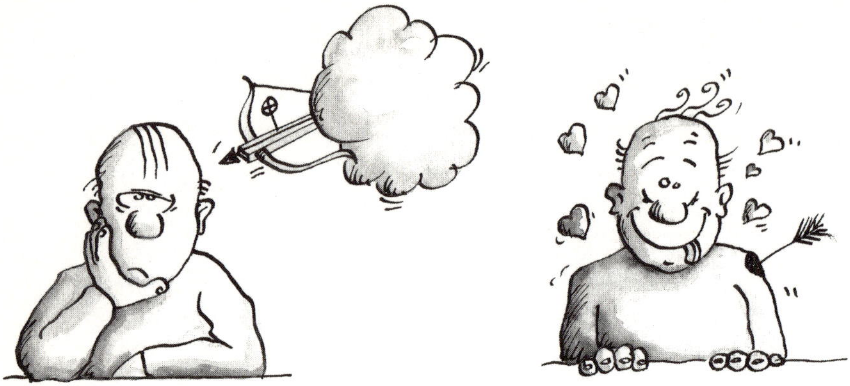

Nur wenige bleiben von Amors Pfeil unberührt. Die erotische Kraft, weder mit der sexuellen Kraft noch mit der Liebe gleichzusetzen, ist einer der stärksten Impulsgeber, die Menschen erleben. Unter anderem finden und erkennen wir durch sie potenzielle Partner, und dies oft sekundenschnell.

Die Glücksproduzenten des Körpers, die Hormone, überfluten uns, in der Folge haben wir »Schmetterlinge im Bauch«, Schweißausbrüche, zittern, sind unruhig und von dem Verlangen getrieben, der auslösenden Person näherzukommen, sie kennenzulernen. Alles interessiert uns an der begehrten Person, und alles erscheint uns wunderbar und einmalig an ihr.

Plötzlich sind wir an Dingen interessiert, die uns bisher gleichgültig waren, wir sind aufmerksam, selbstlos, bereit, das Miteinander in den Mittelpunkt unseres Handelns zu stellen. Mithilfe der Erosenergie brechen wir aus eingefahrenen Verhaltensmustern aus und wachen aus unserem Alltagstrott auf.

Die Erosphase bringt es weiterhin mit sich, den anderen nicht als selbstverständlich, sozusagen als persönlichen Besitz zu begreifen. Die Folge ist ein sehr achtungsvoller, behutsamer Umgang miteinander, der leider im Laufe vieler Paarbeziehungen wieder nachlässt oder sogar ganz verschwindet. Kurzzeitig werden wir zum Besten, was wir sein können.

Das Wesen der Eroskraft

Die Eroskraft wird bei uns oft mit Sexualität oder mit Liebe gleichgestellt. Ein Fehler, denn dadurch erkennen wir ihr Wesen nicht wirklich und können sie auch nicht wirklich nutzen – sie nutzt mehr oder weniger uns.

Was ist das für eine Kraft, die unangekündigt wie eine Naturgewalt über uns hereinbricht und selbst jene erfasst, die sich geschworen haben, sich auf Erfahrungen dieser Art nie einzulassen? Ist sie vielleicht einfach nur die Wirkung von Glückshormonen? Eine biochemische Falle sozusagen? Hormonausschüttungen sind immer die Folge eines geistig-seelischen Impulses, können also nicht die Ursache sein.

Wir können nur darüber spekulieren, was wirklich hinter der Eroskraft steckt. Sie ist auf jeden Fall nicht mit Sexualität gleichzusetzen, obwohl sie oft dazu führt. Sie ähnelt der sexuellen Kraft deswegen, weil sie beim »Betroffenen« ein starkes Begehren und einen Wunsch nach Nähe auslöst. Obwohl sich Sex mit ihr unvergleichlich schöner anfühlt, ist sie keine Voraussetzung, um Sex miteinander haben zu können.

Die Erosenergie ist auch nicht die Liebe, obgleich sie ihr in ihren Wirkungen sehr verwandt ist. Erosenergie äußert sich ähnlich der Liebe, unterscheidet sich aber dadurch, dass sie, da stark hormonell beeinflusst, relativ schnell vergänglich ist und wenig eigenes Zutun benötigt. Liebe hingegen ist eine aktive Handlung und bedarf der täglichen Entscheidung für sie. Erosenergie ist also unbeständig, wird durch einen äußeren Reiz aktiviert. Liebe dagegen ist eher ein innerer Zustand, der nach außen strahlt.

Kommen alle drei Kräfte zusammen, Liebe, Eros und Sexualität, ist das ein ganz besonderer – wenn auch seltener – Zustand. In ihm finden wir die einzige Garantie, die es vor Trennung, Scheidung und dem Verlassenwerden – mit Ausnahme des Todes – gibt. Warum sollten wir weitersuchen oder -gehen, wenn wir angekommen sind!

Genau der Wunsch nach dem Erleben dieser drei Prinzipien mit einer anderen Person steht am Anfang der meisten Paarbeziehungen. Vorhanden sind zu Beginn gewöhnlich nur zwei davon, Eros und Sexualität, denn um den anderen wirklich zu lieben, ist es zum einen notwendig, sich selbst zu lieben, und zum anderen die Beziehung in späteren Phasen immer wieder aufs Neue mit dieser Schwingung zu nähren.

Durch die Erosenergie fühlen wir eine außerordentliche Anziehungskraft zu einem anderen Menschen, die sich im Wunsch nach Vereinigung ausdrückt – neben der sexuellen Vereinigung meine ich hier vor allem die seelische Vereinigung. In diese Zeit der Paarbeziehung gehören Aussagen wie: »Ich habe meinen Seelenpartner getroffen«, oder: »Dieses Mal ist es ganz anders«, oder: »Endlich versteht und sieht mich jemand, wie ich bin.« Sehen wir während dieser Phase der Paarbeziehung aber wirklich, oder meinen wir nur, zu sehen?

Auf einer uns nicht bewussten Ebene begreifen wir mehr über die begehrte Person, als das durch jahrelanges Gespräch möglich wäre, denn wie das sprichwörtliche Töpfchen finden wir mithilfe der Erosenergie unser Deckelchen – und das oft nur nach wenigen Blicken, wenigen Worten!

Diese Tatsache lässt mich unter anderem bedauernd feststellen, wie wenig wir über die menschliche Psyche und ihre bestimmenden Ursachen wirklich wissen. Wissenschaftliche Forschung richtet ihren Fokus leider vielfach darauf, Wirkungen zu beobachten und zu analysieren, statt sich den geistigen Dimensionen des Menschen zu nähern.

Was jeder aber – mit oder ohne wissenschaftliche Erklärungen – spüren kann, ist die unglaublich starke Kraft des Begehrens. Aus unserem heutigen Verständnis heraus scheint es ein wirkliches Wunder zu sein, das uns in wenigen Sekunden ein ergänzendes Gegenüber finden lässt. Es geschieht selbst dann, wenn wir nicht einmal ahnen, was hier eigentlich geschieht. Wir kennen in dieser Phase den anderen noch nicht, wir werden seiner eher gewahr.

Die so oft zitierte rosarote Brille lässt uns positive Eigenschaften in die begehrte Person hineinprojizieren, die wir in uns selbst bisher nicht erkannt haben. Sie schreibt ihr Qualitäten zu, deren Verwirklichung wir uns noch nicht zugestanden haben. Vielleicht sollte man aber besser statt von einer rosaroten von einer nach innen verspiegelten positiven Brille sprechen, die uns bei unseren Projektionen behilflich ist und uns so im anderen vor allem eigene Ich-Anteile und Wünsche erkennen lässt.

Manche unserer Wahrnehmungen sind sowohl Projektionen als auch tatsächliche Beobachtungen über den anderen, aber zu dieser Zeit der Partnerschaft sind wir noch nicht in der Lage, diese beiden Ebenen zu differenzieren.

Was die anfänglichen Wahrnehmungen kennzeichnet, ist, dass sie durchweg positive Persönlichkeitsanteile umfassen. Das geliebte Gegenüber erscheint uns perfekt. Aber auch wir selbst erkennen uns in dieser Phase der Paarentwicklung als jemand ganz Besonderen und Liebenswerten.

Zu Beginn einer Paartherapie frage ich Paare meistens, in welche Eigenschaften des anderen sie sich anfangs verliebt hatten. Durch die Antworten bekomme ich augenblicklich Aufschluss über die Entwicklungsaufgaben des Antwortenden, aber auch über die entwickelten Qualitäten der beschriebenen Person.

Einige Beispiele:

Frau Meyer, eine sehr ernste, leistungsorientierte Frau

mit schlechtem Zugang zu ihren spielerischen, leichten Wesensanteilen, gefiel an ihrem Partner besonders die lebenslustige, spielerische Seite, mit der er vielen Situationen eine Leichtigkeit abgewinnen konnte.

Frau Grün vermisste in ihrem eigenen Verhalten oft Stärke und Durchsetzungsfähigkeit. Was ihr an ihrem Partner besonders gut gefiel, war, dass er sich in vielen Situationen souverän und überlegen zeigte und sie sich beschützt von ihm fühlte.

Herrn Gerhard, der kaum seine Gefühle wahrnahm, geschweige denn sie zeigen konnte, gefiel an seiner Partnerin ganz besonders ihr warmherziges, mitfühlendes und kontaktfreudiges Wesen.

Und Herr Gelb, der große Schwierigkeiten hatte, seine Ideen in die Tat umzusetzen, mochte an seiner Frau ihre Bodenständigkeit und ihre praktische Veranlagung.

Ich könnte viele weitere Beispiele dieser Art anführen, aber ich denke, diese vier verdeutlichen gut genug das dahinterstehende Prinzip: Während der Erosphase projizieren wir auf den Partner besonders solche Gefühle und Fähigkeiten, die wir für uns selbst erstrebenswert halten. In vielen Fällen verfügt der Partner tatsächlich über sie. Dadurch wird er zu einer Person, die etwas zu haben scheint, was wir gerne hätten, die sich noch dazu zu uns hingezogen fühlt und mit uns zusammen sein möchte. Ein optimaler Zustand!

Viele Paare halten diesen Zustand für Liebe und wähnen sich nun im sicheren Hafen der Beziehung. Dieser Zustand, so hoffen sie, müsse jetzt dauerhaft, ohne eigenes Zutun und ohne weitere Investitionen halten. Aber das ist leider nicht möglich, denn er ist wie gesagt stark hormonell, also ohne eigene Willensbewegung verursacht. Es entspricht dem Wesen von Hormonen, sich »abzunutzen« und dann nicht mehr zu wirken. So wird die Erosphase einer Paarbeziehung schleichend von etwas anderem abgelöst.

Wir beginnen nun die unentwickelten Anteile und die Schattenaspekte des geliebten Menschen zu erkennen. Auch hier ist zu sagen, dass ein Großteil unserer Wahrnehmung auf Projektionen beruht. So wie wir eigene Stärken spiegelnd im Gegenüber erkennen, so verhält es sich auch mit eigenen dunklen Anteilen. Meines Erachtens bildet eine Paarbeziehung oder eine andere enge Beziehung schlechthin den Boden, auf dem wir eigene Höhen und Tiefen projizierend kennenlernen.

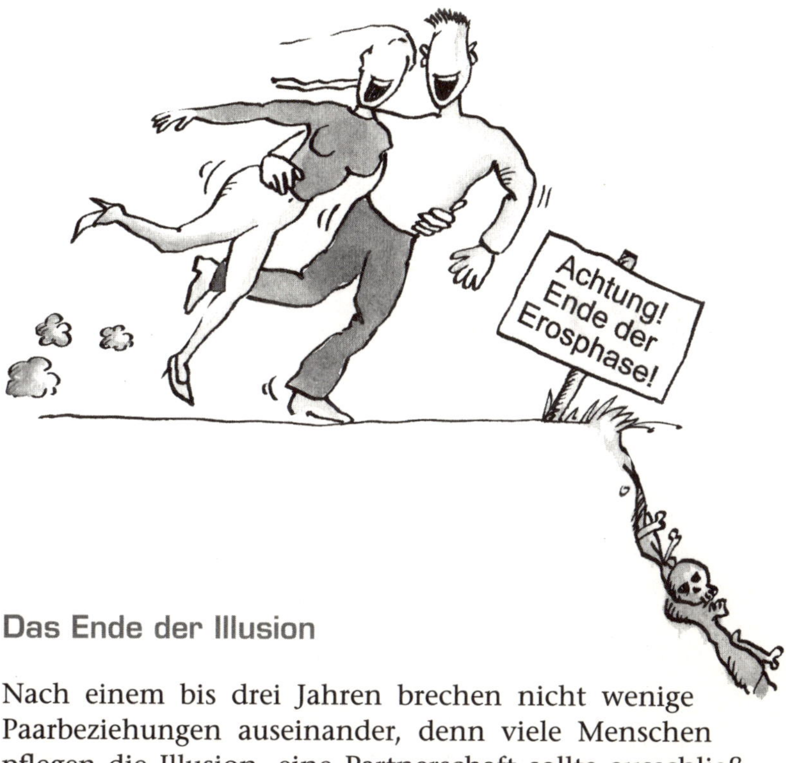

Das Ende der Illusion

Nach einem bis drei Jahren brechen nicht wenige Paarbeziehungen auseinander, denn viele Menschen pflegen die Illusion, eine Partnerschaft sollte ausschließlich aus angenehmen Seiten bestehen. Diese Menschen bleiben zusammen, solange die Glückshormone der Erosenergie die Beziehung tragen, und gehen, sobald die Beziehung *wirklich* beginnt. Vordergründig mögen sie denken, das Scheitern der Partnerschaft läge an den gewählten Partnern, aber zutiefst innen werden sie – berechtigtermaßen – an ihrer eigenen Beziehungsfähigkeit zweifeln. Unter ihrer oberflächlichen Argumentation stellen sie ihre Fähigkeit infrage, lieben und durch ihre Liebe einen anderen Menschen binden zu können. Sie tragen, meist ohne es zu bemerken, den Glaubenssatz in sich: »Meine Liebe bindet nicht.«

Die Lösung, beispielsweise im zweijährigen Rhythmus Partner zu wechseln, kann so lange funktionieren, wie Menschen jung, attraktiv und wenn möglich reich oder erfolgreich sind. Später folgen Einsamkeit und tiefe Selbstzweifel. In der Tendenz zum Single-Dasein drückt sich diese Problematik deutlich aus.

Wer beziehungsfähig sein und zu lieben lernen will, kommt an der zweiten Phase einer Paarbeziehung nicht vorbei. Wir werden die nicht integrierten Anteile des anderen schmerzhaft erfahren und unsere eigenen ergründen müssen. Man kann diesen Prozess auch einfach als geistig-seelisches Wachstum bezeichnen. Während dieser Phase werden die anfangs so begehrenswert wahrgenommenen Anteile des anderen oft neu bewertet.

Hierzu zunächst wieder die weiter oben schon erwähnten Personen:

Frau Meyer wirft ihrem Partner mittlerweile verantwortungslosen Umgang mit Geld vor. Sie meint, ihr Mann würde wie ein weiteres Kind an ihren Rockschößen kleben.

Frau Grün fühlt sich von ihrem Partner heute oft dominiert und bevormundet. Sie unterstellt ihm, dass er ihre Stärke und Leistungsfähigkeit nicht anerkennt.

Herr Gerhard leidet jetzt unter den, wie er sagt, hysterischen Gefühlsausbrüchen seiner Frau, sie müsse alles und ständig emotionalisieren!

Herr Gelb, so sagt er, fühle sich von seiner Frau vollkommen dominiert und fremdbestimmt. Neben ihr könne er nicht atmen, sie mache jeden seiner Erfolge durch ihre Art zunichte.

Was anfangs als Bodenständigkeit und Sicherheit empfunden wurde, wird jetzt als Bewegungsunfähigkeit und Einengung erlebt. Was als beschützend geschätzt wurde, wird zur Bevormundung, und Gefühlsreichtum wird zu Hysterie.

Die Wahrheit liegt vermutlich irgendwo in der Mitte. Leider ist es nicht möglich, den Tag ohne die Nacht zu kaufen. Das heißt: Jeder Wesenszug drückt sich immer sowohl positiv als auch negativ aus, und sicherlich 50 Prozent unserer Wahrnehmungen dabei beruhen auf Projektionen. Und wir werden in einer Paarbeziehung mit beiden Teilen unseres Partners umgehen müssen, so wie er mit beiden Teilen von uns konfrontiert ist.

Erst wenn ein Paar bereit ist, sich diesem Wachstumsprozess zu stellen, hat es berechtigten Grund, das Wort »Liebe« in den Mund zu nehmen. Dieses Wort wird sehr leichtfertig benutzt, so viele andere Wünsche werden dahinter verborgen.

Ich möchte einige Möglichkeiten aufzeigen, was Menschen eigentlich mit den Worten »Ich liebe dich« meinen:

- Ich brauche dich.
- Ich bin ohne dich nicht lebensfähig.
- Verlass mich nicht.
- Ich will mit dir schlafen.
- Du hast die Verpflichtung, dich um mich zu kümmern.
- Du schuldest mir etwas.
- Sag mir, dass ich liebenswert bin.

Liebe hat nichts mit Abhängigkeit oder Bedürftigkeit zu tun. Liebe hat nichts mit Bedingungen und Erwartungen an einen anderen zu tun, vor allem aber: Liebe fängt bei uns selbst an. Nur auf der Basis von Selbstannahme und Eigenliebe kann eine Partnerschaft dauerhaft erfolgreich sein. Erst wenn wir uns selbst gegenüber liebevoll verhalten, sind wir in der Lage, einen anderen zu lieben. Wollen wir eine von Liebe erfüllte Partnerschaft, stehen wir vor der Notwendigkeit, immer wieder unsere Projektionen auf den Partner als unsere eigenen Stärken und Schwächen zu erkennen und uns selbst damit anzunehmen.

Die Eroskraft lässt uns einen Blick auf unser Potenzial als Paar werfen und verhilft uns zu einer begrenzten Erfahrung mit ihm. Die Liebe macht dieses Potenzial zu einer täglich erfahrbaren Realität. So möchte ich Sie, liebe Leserin und lieber Leser, einladen: Nutzen Sie die Eroskraft als Schlüssel zur Liebe und verstehen Sie, dass sie ein Geschenk von Mutter Natur ist, das wir ohne eigene Investitionen und ohne die Bereitschaft, lieben zu lernen, wieder verlieren werden.

Zusammenfassung

Die Begriffe Eroskraft, Liebe und Sexualität werden häufig synonym verwendet, wenngleich sie völlig unterschiedliche energetische Zustände beschreiben. Wenn Amors Pfeil uns trifft, bombardiert uns unsere »hormonelle Liebesbrigade« verstärkt, aber nur für eine bestimmte Zeit. Die Eroskraft lässt nur eine kurzfristige Erfahrung zu, wer wir sein könnten als Paar. Wenn wir nicht lernen zu lieben, werden wir bald wieder allein sein.

Reflektierende Fragen:

Erinnern Sie sich bitte an den Anfang Ihrer Beziehung zu Ihrem Partner.

1. Welche Wesenszüge sind Ihnen besonders an Ihrem Partner, Ihrer Partnerin aufgefallen?

2. Warum haben Sie sich in diese Person verliebt?

3. Wie haben Sie sich selbst in dieser Zeit wahrgenommen, in Bezug auf
   - Ihren Körper?
   - Ihre Fähigkeiten?
   - Ihre Gefühle?

4. Wie beantworten Sie diese drei Fragen aus heutiger Sicht?

Unser Handeln nimmt eine positive oder negative Wende,
je nach der Absicht, die es trägt,
genauso wie ein Kristall die Farbe der Unterlage,
auf die man ihn stellt, widerspiegelt.

Dilgo Khyentse Rinpoche

Die aktiv-maskuline Frau und der passiv-feminine Mann

Die Prägung des Bewusstseins ist, wie ausgeführt, dem Körpergeschlecht übergeordnet, und die Erosenergie bewirkt, dass eine dominant männliche Person eine dominant weibliche attraktiv findet und als Partnerin begehrt – und umgekehrt. In dieser Konstellation sind optimale Möglichkeiten zum beiderseitigen Wachsen gegeben.

Das ist eine geistige Gesetzmäßigkeit, die sich ungeachtet des körperlichen Geschlechts instinktiv mithilfe der Erosenergie ihren Weg bahnt.

Zwei Wagschalen

Anders ausgedrückt: Eine Paarbeziehung bildet in ihrer Gesamtheit stets zwei nach Gleichgewicht strebende Waagschalen, die sich in Größe und Gewicht entsprechen und zusammen ein sich ständig neu justierendes Gleichgewicht bilden.

Wenn die Größe der Waagschale der Menge an Bewusstsein entspricht, entspricht der Inhalt der Waagschale den vorhandenen menschlichen Qualitäten. Wird in die eine

Waagschale zusätzlich etwas hineingefüllt, muss auch in der anderen etwas dazukommen, sonst entstünde ein dauerhaftes Ungleichgewicht. Eine solche Paarbeziehung hätte keinen Fortbestand, weil die Partner das Interesse aneinander verlieren würden. Nur selten, so konnte ich beobachten, ist das der wirkliche Grund für Trennungen.

In der Realität nehmen aber viele Menschen an, dieses *vermeintliche* Ungleichgewicht sei der Grund für ihre Paarkonflikte. Sie glauben, selbst wesentlich weiter entwickelt zu sein als der Partner, beklagen sich und werfen ihm vor, er sei nicht genügend spirituell, nicht bereit, sich zu entwickeln oder insgesamt emotional oder von seinen sonstigen Fähigkeiten her »unterbelichtet«. Wenn beide Partner selbstgerecht auf diesem Standpunkt beharren, werden sie täglich aufs Neue einen gegenseitigen Abwertungskampf inszenieren. (Tatsächlich geht mit der Entwicklung eines Partners – fast – immer auch die Entwicklung des anderen Partners einher, wenn auch oft unbewusst. Das Gleichgewicht zwischen beiden bleibt damit insgesamt erhalten.)

Ihre Aussage ist, um bei dem benutzten Bild zu bleiben: Meine Waagschale hat einen Durchmesser von 30 Zentimetern und ist fast nur voller guter Qualitäten, die meines Partners hingegen ist viel kleiner, sie hat nur einen Durchmesser von zehn Zentimetern, und außerdem befinden sich in ihr fast nur die Schattenseiten der Beziehung. Das Wort »fast« hat, so scheint es mir, dabei meistens eine Alibifunktion. Es soll den guten Willen demonstrieren, auch Verantwortung für die Schattenseiten der Beziehung übernehmen zu wollen und dem Partner auch gute Seiten zuzugestehen.

Ich konnte diese Aussagen nie bestätigen, sondern sie bilden den Ausgangspunkt eines Machtkampfes, der einen umso größeren Raum einnimmt, je geringer das Selbstwertgefühl der Beteiligten entwickelt ist.

In den Kapiteln über die aktiv-maskuline Frau und den passiv-femininen Mann habe ich herausgearbeitet, warum beide unter einem schlechten Selbstwert leiden müssen, solange sie versuchen, allein Frauen- beziehungsweise Männerrollen zu entsprechen. Diese beiden bringen in ihre Waagschalen sozusagen jeweils eine große Portion schlechtes Selbstwertgefühl ein. Ich habe in den betreffenden Kapiteln auch ausgeführt, dass diese Problematik nicht unbedingt bewusst wird, sondern über die Mittel der Abwehrmechanismen ausagiert oder verdrängt, vor allem aber projiziert wird.

Gemäß den Gesetzmäßigkeiten von Paarattraktion findet sich in der aktiv-maskulinen Frau und dem passiv-femininen Mann eine ideale Paarkonstellation. Aktiv-männliche und passiv-weibliche Prinzipien sind ausgeglichen vorhanden, sodass theoretisch ein guter Ausgleich und gutes gegenseitiges Wachstum gewährleistet ist. Zudem verfügen beide Typen über viele androgyn entwickelte Seiten, womit auch hier grundsätzlich eine starke Bereicherung gegeben ist.

Beginnende Machtkämpfe

Die Realität dieser Paare ist leider nach einiger Zeit oft eine vollkommen andere. Nach der Erosphase, wenn die Schattenanteile sichtbar werden, beginnt oft ein erbitterter Machtkampf um gegenseitige Anerkennung und Achtung. Beide sagen in diesem Machtkampf zueinander: Ich zwinge dich, mir die Anerkennung und Wertschätzung zu geben, die ich mir selbst vorenthalte.

Zunächst einmal genießt die aktiv-maskuline Frau während der Erosphase seine Sensibilität und emotionale Zugewandtheit. Vielleicht hat sie im passiv-femininen Mann endlich den Partner gefunden, der mit ihr gemeinsam an einem Meditationsworkshop teilnimmt oder mit dem Gespräche über Gefühle möglich und intensiv sind. Es mag sein, dass sie sich in seine Leichtigkeit und spielerische Lebensweise verliebt hat, oder sie ist glücklich, einen Mann getroffen zu haben, der unbedingt eine Familie will und klar ausspricht, wie wichtig ihm selbst die Beteiligung an der Kindererziehung ist. Und nicht zuletzt: Endlich ein Mann, der sie nicht dominieren will, sondern in hohem Maß bereit ist, sich auf ihre Vorschläge einzulassen.

Gut, er ist zunächst nicht unbedingt ihr Typ, ein männlicherer wäre ihr lieber, entspräche mehr ihren Vorstellungen. In Gegenwart eines männlicheren Mannes, so hofft sie, könnte sie sich endlich weiblich und damit als vollwertige Frau fühlen. Aber was soll's, besser den Spatz in der Hand als die Taube auf dem Dach, die Freundschaft und das Verständnis füreinander scheinen ideal!

Auch er hat nicht seine feminine Prinzessin gefunden, die gemäß seinen Fantasien seine schwelenden Selbstzweifel besänftigen könnte. Er hat aber eine Frau entdeckt, die auf eigenen Beinen steht. Ihre Selbstständigkeit und Entscheidungsfähigkeit findet er entlastend, und er profitiert von ihrer Stärke und Handlungskompetenz. Sie versteht

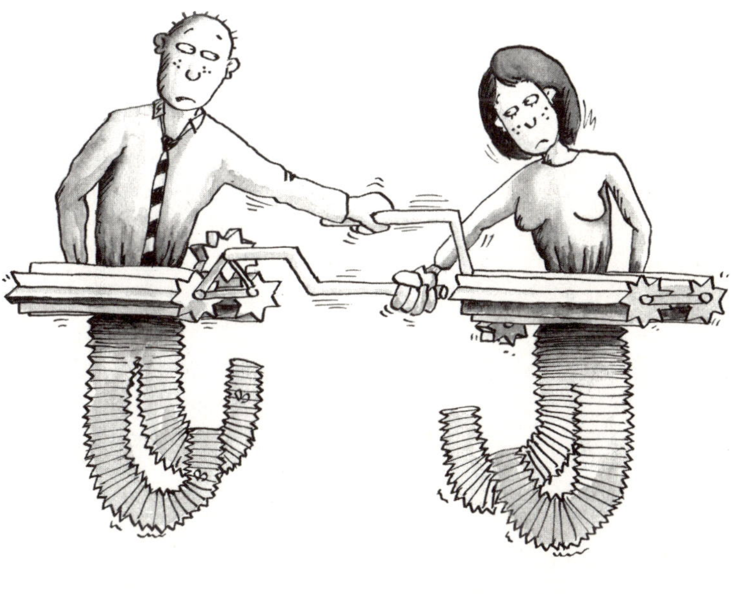

ihn in seinen Gefühlen, Gespräche mit ihr erweisen sich stets als hilfreich. In ihrer Gegenwart fühlt er sich zu Hause und geborgen. Durch ihre Anwesenheit scheinen Halt und Struktur in sein Leben gekommen zu sein.

Beide Partner haben genau das, was der andere noch nicht in sich erschlossen hat. Miteinander stellen sie zwei gleich große, gleich schwer ausbalancierte Waagen dar. Alle Voraussetzungen für eine perfekte Paarbeziehung scheinen gegeben.

Das wird auch während der Erosphase der Beziehung für beide spürbar. Durch den erostypischen Blickwinkel auf die glänzende Seite der Medaille empfinden sich beide Partner geachtet und geliebt. Verunsicherungen bezüglich des eigenen Wertes rücken durch die positive Spiegelung in den Hintergrund. Weder verschwinden diese Verunsicherungen aber, noch sind sie geheilt. Sie können auch nicht geheilt sein, denn Heilung entsteht ausschließlich in der eigenen Psyche. Sie rücken nur wie gesagt in den Hintergrund und sind dadurch kaum spürbar – und auch die Paarbeziehung ist dadurch nur unwesentlich getrübt.

Aber bereits zu dieser Phase der Paarentwicklung steht jeweils ihre eigene Wertethematik als gegenseitige Projektion im Raum. Sie sagen beide: Ich projiziere meine eigene Verunsicherung über meinen Wert als Frau beziehungsweise Mann auf dich, indem ich über dich denke: Du entsprichst nicht meinem idealen Partnerbild von Männlichkeit beziehungsweise Weiblichkeit.

Während dieser ersten Phase bringt sie sich mit ihren männlichen und er sich mit seinen weiblichen Qualitäten konstruktiv ein. Beide gehen noch sehr achtungsvoll miteinander um. Sie wird ihn nicht allzu sehr dominieren, er wird sich relativ verantwortlich zeigen, um nur ein Beispiel zu nennen. Beide haben ihre Schattenanteile und ihre unentwickelten Seiten sozusagen noch an der Leine und geben ihr Bestes. Sie machen dadurch die Erfahrung, von einer geliebten Person, genau wie sie es sind, wertgeschätzt und vor allem begehrt zu werden.

Aber wie sich bei starkem Regen in einer löchrigen Regentonne eine Zeit lang Wasser sammeln kann und sie sich dann wieder leert, so werden alle konstruktiven Rückmeldungen nicht den mangelnden Boden der Eigenliebe ersetzen können. Unmerklich wird mit der Zeit der alte Zustand wiederhergestellt werden.

Zweifel treten auf: Gefalle ich dir wirklich? Wie kann ich dir gefallen, wo ich mir selbst so wenig gefalle? Etwas muss mit dir nicht in Ordnung sein, wenn dir jemand wie ich gefällt!

Aus ihren Zweifeln heraus wird bei ihr der Versuch entstehen, ihn erst unmerklich, dann deutlicher zu bevormunden und zu dominieren. Dadurch hofft sie Sicherheit zu gewinnen, ihn nicht zu verlieren. Es ist die von ihr häufig in anderen Lebensbereichen erfolgreich praktizierte Lösung, problematische Ereignisse ihres Lebens zu regeln. Im gleichen Maß wird er beginnen, sich zurückzuziehen und zu verweigern, auch das eine von ihm häufig praktizierte Lösung. Dieser Prozess verläuft schrittweise, wird mit der Zeit aber immer deutlicher sichtbar.

Sie wird ihn zunehmend verachten und fragen: Wie kann ich dich achten und anerkennen, wenn du mir kein starkes männliches Gegenüber bildest? Wie kann ich mich neben dir weiblich fühlen?

Frau Hügel: »Wärst du männlicher, hätte ich kein Problem«

Ich sprach Frau Hügel auf die Notwendigkeit an, ihre aggressiven Ausbrüche ein wenig einzudämmen, statt sie durch die Fehler ihres Partners zu rechtfertigen und auszuagieren. Erst einmal solle sie tief durchatmen und vor Konfliktgesprächen eine Nacht verstreichen lassen, um ihre starke Wut etwas abzukühlen, statt sie verbal zerstörerisch, mitunter auch körperlich auszuagieren. Sie widersprach mir und meinte, es wäre die Sache ihres Partners, ihr eine Grenze zu setzen, sie brauche nun mal einen starken Mann. Sie wollte schlichtweg nicht akzeptieren, dass es in ihre Verantwortlichkeit falle, ihre Wut in den Griff zu bekommen, und dass niemand außer ihr für ihre aggressiven Ausbrüche verantwortlich sei.

Im Gespräch äußerte sich das so:

»Sie drücken Ihren Zorn sehr vehement aus, wie kommt Ihr Partner damit klar?«

Frau Hügel: »Ich meine, das ist wie eine Prüfung, ob er männlich genug ist. Er muss sagen können, wann es ihm zu viel ist, sonst verliere ich die Achtung vor ihm.«

»Schafft er das?«

Frau Hügel: »Nein, und das ist ja genau das Problem. Statt zu sagen, was er denkt, macht er ein freundliches Gesicht und lässt mich allein. Ich habe dann die ganze Arbeit am Hals, das macht mich noch wütender!«

»Sie denken, wenn er sich klarer abgrenzen würde, dann müssten Sie nicht so wütend sein?«

Frau Hügel: »Genau, das bedeutet echte Männlichkeit!«

Herr Hügel wiederum wird ihr ebenfalls ihre Attraktion absprechen, indem er sie mehr und mehr als »Mutter« sieht statt als Partnerin und sich gegen diese starke Mutter sabotierend und entziehend abgrenzt.

Der stets schweigende Herr Hügel, von mir auf die Notwendigkeit angesprochen, seiner Frau eine Chance zu geben, seinen Standpunkt zu hören, indem er ihn ausspricht, antwortet resignierend: »Sie hört sowieso nicht zu, wenn ich etwas sage, sie ist genau wie meine Mutter! Wenn sie eine Vorstellung hat, wie etwas zu laufen hat, brauche ich nichts mehr zu sagen.«

Spätestens bei einer solchen Aussage: »Du bist genau wie meine Mutter/wie mein Vater«, sollte dem Sprechenden eine rote Ampel aufleuchten, denn keine Aussage weist so wie diese darauf hin, dass wir uns in eine garantiert streitverursachende Projektion verwickelt haben.

In Machtkämpfen dieser Art werden die Schattenanteile deutlich sichtbar. Sie müssen auch deutlich werden, denn das ist der einzige Weg, eine konstruktivere Lösung für das dahinterstehende berechtigte Anliegen zu finden. In vielen Büchern über Paarentwicklung wird beschrieben, dass die Schattenanteile des Partners mit der Zeit in den Vordergrund rücken. Ich teile diese Meinung nur bedingt. Ich glaube, dass es hauptsächlich eigene Schattenaspekte sind, die durch die Paarbeziehung projektiv erlebt werden. Und das ist ein entscheidender Unterschied!

Das Ehepaar Schuster: Es geht nichts an Qualität verloren, sie ist nur unter Negativität verborgen

Das Ehepaar Schuster, beide Studienräte, ist seit 30 Jahren verheiratet. Er hatte in dieser Zeit eine Außenbeziehung. Er habe, so sagt er, zwar mit der Frau, einer Kollegin, keine Sexualität gelebt, aber er sei ihr wegen ihrer gemeinsamen literarischen Interessen sehr zugetan gewesen und habe häufig seine Freizeit mit ihr verbracht. Seiner Frau gegenüber habe er dies verheimlicht. Seine Frau habe diese Beziehung dramatisiert. Schließlich habe er nie mit der Kollegin geschlafen.

Beide Partner bezeichnen ihre Ehe als schwierig aufgrund der ständigen Streitereien, für die jeweils der andere als verursachend erlebt wird. Die Kinder sind mittlerweile erwachsen, der jüngste Sohn studiert inzwischen und ist gerade ausgezogen. Jetzt, wo die Kinder aus dem Haus sind, scheint ein verbindendes Glied zwischen den beiden zu fehlen, und die Streitereien eskalieren mehr und mehr. Es kommt regelmäßig von ihrer Seite aus zu Schreiereien und verbalem Kontrollverlust, in der letzten Zeit sogar zu körperlichen Auseinandersetzungen. Er wiederum entzieht sich, verlässt bei Konflikten den Raum, oder er beantwortet ihre Wutausbrüche mit Schweigen, Ironie und Sarkasmus. Seine Freizeit verbringt er meistens allein außer Haus mit Freunden.

Trennen wollen sie sich nicht, sie haben sich jetzt als letzte Lösung für eine Paartherapie entschieden.

Wie am Anfang der meisten Paartherapien bringe ich die Sprache auf ihren Beziehungsanfang, ich möchte etwas über die Ressourcen des Paares wissen.

SIE beginnt – das ist typisch für diese Paarkonstellation. Früher seien sie gemeinsam in Museen gegangen und hätten lange Gespräche über Kunst und Musik geführt. Gemeinsame Kunstreisen seien das »Tüpfelchen auf dem i« gewesen. Er sei unendlich sensibel gewesen, habe ihr lange Gedichte geschrieben und die gleichen Bücher wie sie gelesen. Er sei der erste Mann gewesen, der sie wirklich verstanden habe. Ursprünglich habe sie sich nicht für ihn interessiert, aber die Freundschaft sei immer inniger und tiefer geworden und dann in eine Beziehung übergegangen.

ER: Er könne das nur bestätigen, was sie sagt, sie hätten wirklich eine wunderbare Zeit verbracht. Auch ihm sei es so wie ihr gegangen: Eigentlich sei sie gar nicht sein Typ gewesen, aber über die geteilten Interessen wäre das vollkommen in den Hintergrund getreten. Sie habe ihn auch sehr im Studium unterstützt, sodass er seine Abschlüsse dann alle hinbekommen habe, sie sei ja schon immer beruflich ehrgeiziger gewesen als er.

Interessant für mich ist es, bei diesem Paar zu sehen, wie Paare nur durch das gemeinsame Erinnern an diese Zeit wieder leuchtende Augen bekommen. Offensichtlich ist nichts von dem, was einmal war, verloren gegangen, es ist nur unter Negativität, gegenseitigen Schuldzuweisungen und Machtkämpfen verschüttet.

Was sie denn meinen, warum sich die Paarbeziehung so entwickelt habe, so meine nächste Frage.

SIE: Als die Kinder kamen, habe er sich immer mehr aus der Verantwortung gezogen, alles habe an ihr gehangen – zusätzlich zu ihrer Arbeit als Lehrerin. Er habe sich immer mehr wie ein weiteres Kind verhalten. Wie solle sie sich dabei noch als Frau fühlen? Gleichzeitig wolle er dauernd mit ihr schlafen, aber sie finde ihn nun mal nicht sexuell anziehend, er sei einfach unmännlich. Außerdem sei sie durch die viele Arbeit vollkommen erschöpft. Weiterhin kränke er sie dadurch, dass er an keiner Frau vorbeikäme, ohne sie auf deren Attraktivität hinzuweisen. Die Beziehung zu der Kollegin hätte dem Ganzen noch die Krone aufgesetzt, denn mit ihr teile er heute all das, was früher zwischen ihnen möglich gewesen sei.

Für eine aktiv-maskuline Frau, die kritisch ihre Weiblichkeit hinterfragt, eine sehr typische Antwort. Sie definiert sich über das Versorgen und zieht daraus ihre Bestätigung. Sie merkt gar nicht, wie sie sich vieles unnötigerweise auf die Schultern lädt und sich nur sicher fühlt, wenn sie die Kontrolle hat. In der Rolle der starken, alles regelnden Mutter kennt sie sich aus, dort muss sie sich nicht ihren Selbstzweifeln stellen. Gleichzeitig registriert sie voller Verbitterung die Blicke ihres Mannes hin zu anderen Frauen. Wäre ihr Mann männlicher, würde er mehr Verantwortung übernehmen und ihr mehr Anerkennung geben und sie entlasten. Dann, so hofft sie, hätte sie keine Probleme, würde sich weiblicher fühlen und würde wieder mit ihm schlafen wollen. Verändern sollte *er* sich!

ER: Sie kontrolliere ihn andauernd und zwinge ihn, ihre Bedingungen zu erfüllen. Er könne in dieser Beziehung nicht einmal Luft holen, ohne dass sie ihn korrigiere. Mit den Kindern habe er auch nie etwas richtig gemacht, ständig habe sie alles besser gewusst. Er habe sich irgendwann resignierend zurückgezogen, denn gegen ihre Dominanz käme er sowieso nicht an. Sie habe sich sowieso nur noch um die Kinder gekümmert und auch nicht mehr mit ihm geschlafen, irgendwann habe er sich dann eben nach außen orientiert.

Auch das eine typische Antwort für einen passiv-femininen Mann. Und auch hier wird deutlich: Er gibt sein Allerbestes, und *sie* sollte sich verändern. Aber dass er sich gerne hinter der Überverantwortlichkeit seiner Frau versteckt und sich seinen Pflichten über passive Sabotageakte entzieht, das sieht er nicht. So kann er sich einerseits an seine starke und belastbare Frau anlehnen, andererseits muss er sich nicht seinen Selbstzweifeln stellen, denn sie dominiert ihn schließlich, gegen sie hat er keine andere Chance, als sich zu entziehen – auch er bleibt mit seinen Schlussfolgerungen in der Sicherheitszone seiner bisher gemachten Erfahrungen und den gesellschaftlichen Vorstellungen von Männlichkeit und Weiblichkeit. Gleichzeitig erhält er sich durch die Außenbeziehung die Illusion seines Bildes von Männlichkeit.

Herr und Frau Schuster hängen wie viele Paare dieser Konstellation fest in ihren nie infrage gestellten Rollenklischees. Mit den Jahren verschwindet die ursprünglich perfekte Paarergänzung unter einer Müllhalde von Negativität, die letztendlich als Folge einer vollkommen unbegründeten Selbstabwertung entsteht.

Beide Partner haben im Laufe der Jahre starke Opfergefühle entwickelt, weil ihre Lösungsversuche keine Verbesserung bringen. Das können sie auch nicht, weil beide ihren eigentlichen Konflikt, nämlich ihre Ängste, als Frau beziehungsweise Mann nicht zu genügen, nicht zugeben und in sich lösen, sondern ihn stattdessen auf den Partner projizieren und dann sagen: Du genügst nicht.

Herr Schuster wertet seine Frau in ihrer weiblich-erotischen Seite ab mit Aussagen wie: Du bist nur noch Mutter, du kontrollierst mich, du schläfst nicht mit mir. Hinter allem steht die Grundaussage: Du bist nicht mein Typ, neben dir kann ich mich nicht männlich fühlen. Und mit genau diesen Aussagen nährt er ihr eigenes negatives Selbstbild als Frau.

Sie wertet ihn ab, indem sie ihm mangelndes Verantwortungsgefühl für sich und die Kinder vorwirft und ihn zu einem weiteren Kind erklärt. Auch damit drückt sie aus: Du bist nicht mein Typ, du bist unmännlich und nicht erotisch für mich, neben dir kann ich mich nicht weiblich fühlen. Und auch sie trifft mit Sätzen dieser Art seine Hauptwunde, nämlich nicht genügend männlich zu sein.

Deutlich wird, wie beide ihr mangelndes Selbstbewusstsein in ihrer körperlichen Geschlechtlichkeit auf den Partner projizieren. Bei beiden, so erfahre ich im Laufe der Arbeit, reicht die Wertethematik weit in die Pubertät zurück.

Ein Birnbaum ist kein Apfelbaum

Ein vergleichbares »Strickmuster« treffe ich bei Paaren dieser Konstellation – aktiv-maskuline Frau und passiv-femininer Mann – fast grundsätzlich an. Dabei kommt zur »normalen« Reibung, die eine Paarentwicklung immer beinhalten muss und mit der nicht immer leicht umzugehen ist, eine zusätzliche, ich möchte sagen, unnötige Reibung dazu. Man mag jetzt einwenden, dass jegliche Reibung nötig ist, da sie zum Wachstum führt. Das ist im Prinzip richtig, aber in diesem Fall zielen die Lösungsansätze grundsätzlich in eine falsche Richtung. Deswegen sind auch die verursachenden Schwierigkeiten nicht überwindbar und bleiben als dauerhaftes Störfeld erhalten.

Wer einem Birnbaum jeden Tag vorwirft, dass er kein Apfelbaum ist, programmiert zwangsläufig Probleme und Frustrationen. Im Gegensatz zum Menschen reagiert ein Birnbaum darauf nicht mit Kränkung. Wenn das Problem dagegen nur darin besteht, dass der Birnbaum keine Früchte trägt, dann kann man das verändern, indem man die Ursachen behebt. Denn es liegt im Wesen eines Birnbaums, Früchte zu tragen.

Was der Birnbaum mit der Paarbeziehung zu tun hat? Nun, es liegt nicht im Wesen eines passiv-femininen Mannes, aktiv-maskulin zu werden, und nicht im Wesen einer aktiv-maskulinen Frau, passiv-feminin zu werden. Also sind die dahingehenden gegenseitigen Vorwürfe eines solchen Paares sinnlos, im Gegenteil, sie verstärken einen sowieso bereits bestehenden Konflikt. Und deswegen ist die beschriebene Paarkonstellation durch ihre eigene und gegenseitige Abwertung unnötig und zusätzlich belastet.

Wie sieht diese zusätzliche Belastung aus?

Beide Partner definieren sich als die nicht Wertgeschätzten, weil sie beide aufgrund ihrer Identifikation mit kollektiven Rollenvorgaben die Ursachen nicht in sich erkennen. Beide haben unendlich viele Lösungsversuche in die falsche Richtung unternommen. Sie haben bestenfalls eine gute Maske von Männlichkeit beziehungsweise Weiblichkeit erzeugt, die nicht dauerhaft aufrechterhalten werden kann.

Das tägliche Miteinander bringt jede Wahrheit ans Tageslicht. Jetzt in der Paarbeziehung richten sie ihre Forderungen nach Veränderung an den Partner. Sie sagt: Wenn du mir ein starkes Gegenüber wärst, meinen Vorstellungen von Männlichkeit entsprechen würdest, eben ein Birnbaum wärst, könnte ich endlich ganz weiblich – ein Apfelbaum – sein. *Du* bist also das Problem und nicht ich. Indem ich dich in deiner Männlichkeit herabsetze, versuche ich mich in meiner Weiblichkeit aufzuwerten, damit ich mich meiner eigenen Verunsicherung nicht stellen muss. Und er sagt unter umgekehrten Vorzeichen exakt das Gleiche.

In diesen Beziehungen findet eine ständige subtile oder offene Wertverletzung statt, für die sich keiner verantwortlich fühlt. Keiner der beiden Partner steht zu seinen verletzenden Anteilen. Es gibt also zwei Verletzte und – vordergründig – keinen Verletzenden. Beide werfen dem anderen vor, die Ursache ihrer Selbstzweifel zu sein. Es ist zudem so, dass beide durch ihren projizierten Selbsthass den anderen genau dort treffen, wo sein empfindlichster Punkt ist, nämlich bei der bangen Frage: Genüge ich als Mann? Genüge ich als Frau?

Dabei könnte es so einfach sein! Wenn sich beide statt über ihren Körper über ihr Bewusstsein definierten und endlich Abschied nähmen von den viel zu lange gehegten Rollenklischees, dann könnten sie beginnen, sich genau so zu lieben und wertzuschätzen, wie sie sind.

Sie könnte von ihm lernen, wie sich weibliches Bewusstsein zeigt, er könnte von ihr lernen, wie sich das Männliche auswirkt. Statt sich zu bekämpfen und gegenseitig für die eigenen Unsicherheiten verantwortlich zu machen, könnten die Partner durch einen einfachen Schritt zu einem bereichernden Miteinander kommen. Mit den vorhandenen gesellschaftlichen Projektionen müssten sie natürlich nach wie vor umgehen. Ein Thema für sich gelöst zu haben, bedeutet nicht, dass das Kollektiv es auch gelöst hat. Aber ihre Tür zur Kränkung wäre geschlossen, weil sie für sich begriffen haben, wer sie wirklich sind.

Wie immer im Leben ist die Lösung einfach, wenn wir aus eingefahrenen Mustern heraustreten und die Lösung auf einer anderen Ebene suchen. Obwohl diese Lösung für sich genommen einfach ist, ist sie nicht unbedingt leicht umzusetzen. Bei Paaren aber, die diesen Schritt machen, löst sich mindestens die Hälfte der bestehenden Paarproblematik in Luft auf.

Für das Ehepaar Schuster hat es funktioniert. Schritt für Schritt begann es seine Beziehung neu auszurichten. Herr und Frau Schuster übten sich darin, sich gegenseitig Anerkennung und Wertschätzung auszudrücken und die empfangene anzunehmen. Da beide Partner sehr intellektuelle Typen waren, sprachen sie viel über Rollenmuster und ihre Erfahrungen. Sie verstanden mehr und mehr die Ursache ihrer eigentlichen Kränkung und verabschiedeten sich von der Lösung, den anderen herabzusetzen, um sich selbst größer zu fühlen.

Herr und Frau Frei: Endlich die Ressourcen leben

Auch Herr und Frau Frei konnten sich auf diese Weise frei machen von ihrer quälenden Paarproblematik:

Das Ehepaar befand sich in einer schweren Krise. Es entsprach mit kleinen Abweichungen der beschriebenen Paarkonstellation. Er fühlte sich dominiert und bevormundet, sie litt unter seiner Passivität und seinem Rückzug. Sie beschwerte sich, dass ohne ihr Dazutun keinerlei Entscheidungen getroffen werden konnten – sie musste alles allein machen! Er wiederum konnte ihre Gängelei nicht mehr ertragen, wollte endlich jemand, der ihn wertschätzt.

Beide hatten keinen Kontakt zu ihren verletzenden Anteilen. Das Einzige, in dem sie sich einig waren: Verändern sollte sich der andere, das Opfer waren sie selbst!

Ich erarbeitete mit ihnen die Ressourcen ihrer Beziehung, die reichlich vorhanden waren. Dann brachte ich sie in Kontakt mit ihrem jeweiligen Lösungsversuch: Durch Abwertung den anderen kleiner zu machen, um sich selbst größer zu fühlen.

Sie verstanden nach einiger Zeit, dass sie mehr die männliche und er mehr die weibliche Seite der Beziehung einbrachte. Dazu machten wir einen Abstecher in ihre persönlichen Geschichten und jeweiligen geschlechtlichen Identifikationen. Sie kletterte lieber auf Bäume, war in der Familienplanung ihrer Eltern eigentlich als Junge geplant und definierte sich frühzeitig über ihre Leistung. Ihre ersten Liebesbeziehungen endeten oft mit Beschämung, die sie in ihrem Ich-genüge-nicht-als-Frau-System interpretierte. Er hatte eine enge Bindung zur Mutter, wuchs zum größten Teil unter Frauen auf. Mit 22 lernte er seine jetzige Frau kennen, sie war seine erste Freundin. In seiner männlichen Identität litt auch er immer unter starken Selbstzweifeln.

Herr und Frau Frei machten ihre »Hausaufgaben«. Sie übten sich darin, dem anderen wieder mehr Anerkennung zu geben. Beide setzten sich intensiv mit männlichen und weiblichen Qualitäten auseinander. Beide machten entscheidende Schritte auf dem Weg der Selbstannahme und Eigenliebe. Beide erkannten, welche Qualitäten der andere in die Beziehung einbrachte und was sie von ihm lernen konnten.

Was den Prozess bei diesem Paar relativ einfach machte: Beide meditierten seit langem, und es war ihnen theoretisch schon längst klar, dass ihr Bewusstsein bedeutender als ihre Körperform war.

Nach relativ kurzer Zeit veränderte sich ihre Beziehung. Gegenseitige Wertschätzung prägte mehr und mehr ihr gemeinsames Auftreten, es war eine – nur noch kurz andauernde – Freude, mit ihnen zu arbeiten.

Wie ich bereits aufgeführt habe, erfüllen Paare dieser Konstellation am ehesten die Kriterien einer androgynen Paarbeziehung. Sie sind sowohl mit ihren weiblichen als auch mit ihren männlichen Seiten in Kontakt, nur durch die Selbstabwertung bläht sich der ungeliebte Teil auf und dominiert das Gesamtsystem. Dann ist die weibliche Seite der aktiv-maskulinen Frau vermännlicht, dem passiv-femininen Mann hingegen fällt es schwer, seine männlichen Seiten aktiv einzusetzen, weil sie verweiblicht sind. Erst wenn sich das dominierende Bewusstsein unbewertet, frei und damit schöpferisch einbringen kann, können sich die Betroffenen ihren anderen Bewusstseinsaspekten widmen.

Heilungsschritte

Der Zugang eines passiv-femininen Mannes zu seiner männlichen Seite wird erst durch das Annehmen der dominant weiblichen Seite wirklich möglich. Aufgrund der Eroskraft wird er sich eine Partnerin wählen, von der er alles über Männlichkeit lernen kann. Entsprechend umgekehrt sieht es für die aktiv-maskuline Frau aus.

Wenn Sie sich jetzt diesem Charaktermuster zuordnen, ist es Ihre dringlichste Aufgabe, die Oberflächlichkeit und Einengung von gesellschaftlichen Rollenvorgaben zu erkennen. Üben Sie sich darin, sich als vielschichtige Bewusstseinsstruktur zu erfassen, in der Sie männliche, weibliche und kindliche Anteile finden. Die Fragen zur Selbsterforschung am Ende vorangegangener Kapitel und auch die Fantasiereisen haben Ihnen diesbezüglich bereits wertvolle Hilfestellungen gegeben.

Jetzt betrachten Sie Ihren Partner/Ihre Partnerin. Wie passt er/sie in das Ganze? Wo ergänzen sich Ihre weiblichen Aspekte mit den männlichen Ihres Partners und umgekehrt? Analysieren Sie die verschiedenen Lebensbereiche und achten Sie auf Ergänzung.

Seien Sie sich des androgynen Wesens Ihrer Partnerschaft bewusst und spüren Sie auf dieser Basis nach, wer in welchen Bereichen eher seine männlichen und wer eher seine weiblichen Charakterzüge einbringt.

Würdigen Sie die Stärken Ihres Partners, wenn diese nicht in Übereinstimmung mit gesellschaftlichen Geschlechtserwartungen sind?

Wo agieren Sie Ihr eigenes negatives Selbstbild über die Abwertung Ihres Partners oder Ihrer Partnerin aus? Bedenken Sie: Niemand ist bisher einen Kopf größer geworden, indem er einen anderen einen Kopf kleiner gemacht hat. Versuchen Sie, aus Abwertungsspielen und Machtkämpfen auszusteigen. Das ist nicht immer einfach, aber bringt Sie weiter.

Ihr Leitsatz sollte sein: Wenn ich unter einem schlechten Selbstbild leide, liegt es ausschließlich in meiner Verantwortlichkeit, es zu heilen. Mein Partner kann mir nur so weit helfen, wie ich es zulasse und bereit bin, mich selbst anzunehmen.

Formulieren Sie jeder für sich schriftlich: Was kann ich an meiner Haltung mir selbst gegenüber verändern? Welche Möglichkeiten habe ich, meinem Partner mit mehr Wertschätzung entgegenzutreten? Wie können wir gemeinsam die Spielarten unserer androgynen Beziehung genießen?

Wenn Sie jeden Tag ein bisschen Zeit in diesen Prozess investieren, wird sich Ihre Paarbeziehung innerhalb kürzester Zeit entscheidend verbessern.

Zusammenfassung

Ein passiv-femininer Mann und eine aktiv-maskuline Frau leben eine androgyne Partnerschaft. Ihre Aufgabe ist es, herauszufinden, wer in welchen Bereichen eher seine männlichen und wer eher seine weiblichen Charakterzüge einbringt. Wenn diese Aufgabe nicht erkannt oder angenommen wird, kommt es zu einem gegenseitigen Kampf um Anerkennung und Wertschätzung. Das schlechte Selbstbild wird dann auf den jeweils anderen projiziert.
Ihr Leitsatz sollte sein: Wenn ich unter einem negativem Selbstbild leide, liegt es ausschließlich in meiner Verantwortlichkeit, es zu heilen. Mein Partner/meine Partnerin kann mir nur so weit helfen, wie ich es zulasse und bereit bin, mich selbst anzunehmen.

Die Menschen, die uns am meisten zu lehren haben, sind oft die, die die Grenzen unserer eigenen Liebesfähigkeit zurückspiegeln, die bewusst oder unbewusst unsere mit Angst besetzten Grundsätze anfechten.

Marianne Williamson

Der aktiv-maskuline Mann und die passiv-feminine Frau

Das archetypisch ideale Paar

Der starke Mann und die hingabevolle Frau sind ein Bild so alt wie die Menschheit, ein archetypisches Bild. Er jagt, kämpft, der steinzeitliche Jäger bricht in ihm durch, sie will erobert, erraten und beschützt werden. Märchen, Sagen und Mythen sind voll von dieser Form der Erosbeziehung. Die Prinzessin, die vom Prinzen erlöst wird, der Ritter, der seine Dame besingt und begehrt, der für sie in den Kampf zieht, seinen Mut beweist, während sie zu Hause bleibt, sich nach ihm sehnt und gegebenenfalls seine Wunden pflegt.

Diese Paarkonstellation entspricht nach wie vor dem gängigen Bild von Partnerschaft, und damit dem von vielen Menschen, ungeachtet ihrer seelischen Struktur. Interessanterweise hält es sich hartnäckig in unseren Köpfen, obwohl jeder weiß: Eine solche Paarbeziehung in Reinform gibt es in der Realität nicht. Das hindert uns aber nicht daran, von ihr zu träumen, sie uns zu wünschen. Ich glaube sogar, dieses Bild *muss* sich in unseren Köpfen halten, denn es ist als duales archetypisches Bild von Männlichkeit und Weiblichkeit sozusagen auf der Festplatte unseres Unbewussten eingebrannt und taucht deswegen in unseren Träumen, Märchen und Mythen auf. Dort werden Menschen in ihre einzelnen Persönlichkeitsaspekte aufgespalten, aus denen wiederum ganze Figuren geformt werden: Gute, Böse, Mutige oder Feige, Unschuldige, Geizige, Dumme, Helden, Gewinner und Verlierer.

Aber im Gegensatz zu Träumen, Märchen und Mythen existieren in uns, den realen Menschen, all diese verschiedenen, oft widersprüchlichen Anteile und durchdringen unser Handeln, Fühlen und Denken. Selten geraten dabei unsere Widersprüchlichkeit und unsere gegensätzlichen Charakterzüge in den Brennpunkt unserer bewussten Wahrnehmung. Sie werden mithilfe der menschlichen Abwehr abgespalten, idealisiert oder sonstwie erträglich umgeformt.

Andererseits nutzt unsere Psyche archetypisches Bild- und Traummaterial zur Verarbeitung und Integration psychischen Geschehens. Deswegen ist es notwendig, zu diesem Material Zugang zu haben. Daraus wiederum »den idealen Partner«, die »ideale Partnerin« zu formen, dieses typische Material also auf eine potenzielle Paarbeziehung zu übertragen, ist der fast zwangsläufige Schritt von uns allen, weil wir uns über den physischen Körper und über gesellschaftliche Richtlinien statt als vielfältiges und vielschichtiges Bewusstsein definieren. Ein Schritt, der uns zwangsläufig in eine Sackgasse führen muss.

Die gute Nachricht: Auf eine Art handelt es sich dabei tatsächlich um das ideale Partnerbild, weil es eigene innere gegengeschlechtliche Merkmale symbolisiert, sozusagen den individuell perfekten inneren Mann, die perfekte innere Frau.

Die schlechte Nachricht: Es bezieht sich tatsächlich nur auf den innerseelischen Bereich. »Starker Held« und »hingabevolle Prinzessin« sind Teile unserer Psyche, also größtenteils Bildformen eigener innerer männlicher und weiblicher Attribute.

Der Unterschied zwischen inneren seelischen Anteilen und konkreter Paarbeziehung besteht darin, dass wir ausschließlich im Bildhaften rein männliches und rein weibliches Bewusstsein antreffen können. Ansonsten sind es gleichwertige, sich durchdringende Kräfte, die voneinander getrennt nicht existenzfähig sind. Ausschließlich auf bildhafter Ebene können sie isoliert dargestellt werden. Je mehr sich aber eine Person einseitig über eine der beiden Kräfte identifiziert, desto unvollständiger wird sie sich emotional und geistig fühlen und eine entsprechend starke Sehnsucht nach Vereinigung mit dem fehlenden Pol erleben.

Dieses Grundmuster haben sowohl passiv-feminine Frauen wie auch aktiv-maskuline Männer. Deswegen haben beide sehr starke, aus unterschiedlichen Motivationen resultierende Beziehungssehnsüchte. Beide leiden unter einem Mangel, dem, so hoffen sie, der richtige Partner, die richtige Partnerin abhelfen kann.

Ihre inneren Bilder entsprechen weitgehend dem, was sie tatsächlich brauchen. Ich sage bewusst »brauchen«, denn zwischen dem, was wir wollen, und dem, was wir brauchen, besteht oft ein großer Unterschied. Das kennt wohl fast jeder von uns am Beispiel der Genussmittel. Wir *wollen* vielleicht fettige oder süße Nahrungsmittel, unser Körper *braucht* aber ganz etwas anderes.

So auch in der Partnerschaft: Natürlich *wollen* wir Paarbeziehungen, in denen wir sozusagen im Schlaraffenland angekommen sind, ohne uns selbst entwickeln zu müssen, ohne Wachstumsaufgaben. Wir *brauchen* aber eine Paarbeziehung, die uns die notwendigen Impulse zur Reifung gibt.

Eine passiv-feminine Frau erkennt und nutzt das auf der »Festplatte« ihres Unbewussten vorhandene Bildmaterial von Männlichkeit. Aber statt es als das eigene Potenzial zu erkennen, interpretiert sie es als das Bild ihres perfekten Partners und formt daraus ihre Erwartungen, Wünsche und Vorstellungen an eine Partnerschaft. Damit bewegt sie sich zu hundert Prozent im Bereich kollektiver Bilder und damit gesellschaftlicher Vorstellungen.

Die beiden Charaktertypen, aktiv-maskuliner Mann und passiv-feminine Frau, haben wenig Zweifel an ihrer Männlichkeit beziehungsweise Weiblichkeit. Deswegen werden sie auch mittels der Eroskraft entsprechende Partner punktgenau anziehen – ein Traumpaar scheint sich gefunden zu haben. Sie braucht jemand, der Männlichkeit in die Beziehung bringt, ihm dagegen fehlt das weibliche Prinzip.

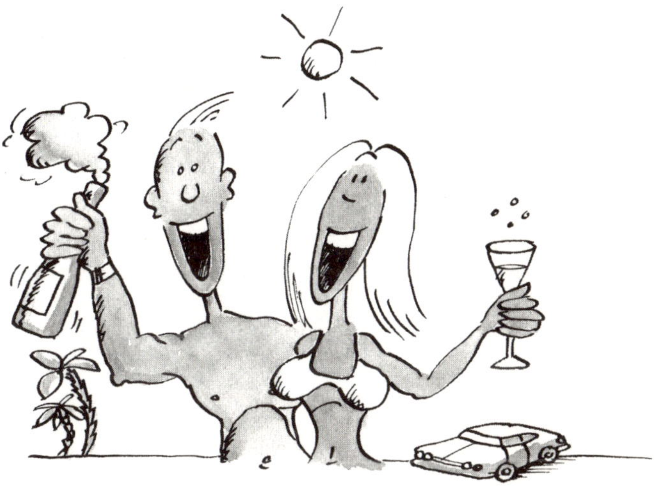

Mars findet Venus

Für diese Paare stimmt der Satz »Mars findet Venus«. Obwohl beide von ihrem Wesen so verschieden sind, kommen sie zusammen und erleben sich während der Erosphase zusammen als ein Ganzes.

Sie ist bei Entscheidungen eher zögerlich, also muss er lange um sie werben. Da er sich über die männlichen

Kraftaspekte des Jagens und Eroberns definiert, steigert das ihre Attraktion für ihn eher noch. Sie lockt und wird gerne umworben, er kann sich dadurch seine Stärke und Attraktivität beweisen. Sie sehnt sich nach Schutz und möchte, dass er die Führung übernimmt. Ihm gefällt es, in der überlegenen, schützenden Position zu sein. Es kommt zu einem vollkommenen Kräfteaustausch, und beide fühlen sich mit dem, was sie während der ersten Phase der Beziehung bekommen, hochzufrieden. Beide glauben das Fehlende im Partner gefunden zu haben und nun wie im Märchen glücklich und zufrieden bis ans Ende ihrer Tage zu leben. Leider gibt es einen wesentlichen Unterschied zwischen Märchen und Realität: Märchen enden immer dann, wenn die eigentliche Beziehung beginnt!

Im Gegensatz zum Paartypus, der im vorangegangenen Kapitel beschrieben wurde, hat dieses Paar keinerlei Ambivalenz hinsichtlich seiner Partnerwahl. Beide Partner scheinen angekommen zu sein, ihre inneren Bilder haben offenbar auch im Äußeren ihre Entsprechung gefunden.

Nur, wie gesagt, die Eroskraft schwindet, wenn sie nicht durch das aktive Liebesprinzip ergänzt wird. Und es ist – ich möchte sagen: glücklicherweise – nicht möglich, dass ein anderer Mensch unsere Persönlichkeitsentwicklung stellvertretend für uns realisieren kann. Wir können zwar durchaus von anderen lernen, und diese Möglichkeit besteht auch für dieses Paar, aber dazu müsste es erst einen Mangel bemerken und unter ihm leiden. Da diese Partner ihre gegengeschlechtlichen Charaktermerkmale in der Datei »Verdrängtes« abgespeichert haben, sind sie sich aber keines Defizits bewusst. Weder nimmt der aktiv-maskuline Mann die Abwesenheit seiner weiblichen Aspekte wahr, noch spürt die passiv-feminine Frau, dass dringender Entwicklungsbedarf ihrer männlichen Anteile besteht. Im Gegenteil: Entsprechen sie nicht allen gesellschaftlichen Rollenvorgaben ihres Geschlechts? Und ist es nicht Aufgabe des Partners, das Fehlende in die Beziehung einzubringen?

Kommunikation oder: Du sollst erahnen, was ich wünsche

Ich beschreibe jetzt ein Beispiel für die mögliche Kommunikation während der Erosphase und danach.

Während der Erosphase könnte der Dialog so ablaufen:

Er fragt: »Was wollen wir heute machen?« (Er will eine Tagesstruktur, hat in der Regel einen eigenen Plan.)

Sie antwortet: »Hm, ich weiß auch nicht so genau, was willst du denn?« (Hier zeigt sich die Schwierigkeit, eine klare Struktur zu benennen und den eigenen Willen zu fassen.)

Er: »Mein Fußballverein spielt heute, wir könnten uns das Spiel anschauen gehen.« (Er ist sich nicht sicher, ob ihr das gefällt, würde sich selbst aber wirklich gerne das Fußballspiel ansehen.)

Sie: »Oh ja, dazu habe ich auch Lust!« (Sie möchte vor allem mit ihm zusammen sein und ist ganz glücklich, dass er sie sogar zu seinem geliebten Fußball mitnehmen will, obwohl sie sich nicht für Fußball interessiert.)

Er merkt sich aus diesem Gespräch, dass sie offensichtlich genauso fußballbegeistert ist wie er. *Sie* dagegen freut sich darüber, wie gerne er mit ihr zusammen ist.

Fast unmerklich verändert sich in der Kommunikation etwas, wenn die Erosenergie schwindet und das Paar sich auch in seinen dunklen, unentwickelten Aspekten erfasst.

Ich möchte hier noch einmal betonen, dass beide Charaktertypen sich zwar nach dem gegengeschlechtlichen Anteil sehnen, ihn aber gleichzeitig fürchten. Aktiv-maskuline Männer haben grundsätzlich Angst, von Weiblichkeit dominiert zu werden. Erinnern Sie sich: Es sind vor allem die verdrängten inneren weiblichen Charakteristika, durch die diese Männer letztendlich dominiert werden. Der aktiv-maskuline Mann beginnt sich deswegen durch die weibliche Präsenz seiner Partnerin kontrolliert zu fühlen. Zu viel Weiblichkeit weckt seine Angst, erdrückt, erstickt zu werden. Ihm ist es zu viel geworden, für sie die männliche Seite mitzuverkörpern. Er spürt wieder verstärkt sein Bedürfnis nach Eigenständigkeit und Freiheit. Ihre emotionale Nähe nimmt er mehr und mehr als Zwang wahr, gegen den er sich wehren muss. Das tut er entweder, indem er abwesend ist und durch seine Arbeit oder sonstige äußere Verpflichtungen »leider« kaum zu Hause sein kann, oder er greift sie an und wertet ihre Bedürfnisse nach Kontakt als »krank« ab.

Sicher fühlt er sich, wenn er das Sagen hat. Gleichberechtigung bedeutet für ihn, über ihr zu stehen. Er ist nicht wirklich zu einem partnerschaftlichen Miteinander bereit, denn dann kämen seine Ängste vor Machtverlust zum Tragen.

Hier ein kurzer, aber aufschlussreicher Interviewauszug zum Thema Macht und Eifersucht:

»Zeigen Sie Ihrer Partnerin, wenn Sie eifersüchtig sind?«

»Na ja, das ist die Frage, ob sie das dann sieht, denn ein Weg, wie ich eifersüchtig bin, ist: Ich zieh mich in mich selbst zurück, und auf einem Fest würde ich dann eher – wenn da so eine Situation ist, von der ich denk, das ist jetzt für mich so eine Eifersuchtssituation – dann werd ich keine Szene machen, aber ich werde mich möglicherweise zurückziehen und dann irgendwann den dicken Hammer rausholen, nach dem Motto: ›Wir gehen!‹«

»Also würden Sie versuchen, wieder an die Macht zu kommen?«

»Irgendwann würde ich versuchen, den Knüppel wieder in die Hand zu bekommen, ja.«

Die Wortwahl »den Knüppel wieder in die Hand zu bekommen« oder »den dicken Hammer rausholen« halte ich deswegen für aufschlussreich, weil er ihr damit deutlich macht, wie er die Machtverhältnisse wirklich haben möchte. Dieser Interviewpartner war übrigens, wie die meisten aktiv-maskulinen Männer, die ich kennengelernt habe, absolut davon überzeugt, eine gleichberechtigte Partnerschaft zu leben.

Bei der passiv-femininen Frau wiederum beansprucht der verdrängte männliche Anteil parallel zum Schwinden der Erosenergie zunehmend seinen Platz in ihrer Persönlichkeit. Sie will aber mit ihrer männlichen Seite nichts zu tun haben, fürchtet das Männliche. Deswegen wandelt sich ihre männliche Kraft in eine destruktive, die sich durch ihren weiblichen Ausdruck einen Weg bahnt. Statt sich für ihre Interessen einzusetzen, wird sie nörglerisch, fordernd oder verstrickt sich in hilflosem Zorn.

Zwar trifft er tatsächlich Entscheidungen und übernimmt die Führung, aber so, wie er es will, und nicht in der von ihr gewünschten Weise. Seine Dominanz empfindet sie mittlerweile als unterdrückende Bevormundung, sie meint, sich neben ihm nicht verwirklichen zu können. Da sie sich offene Aggression nur zugesteht, wenn sie sich vollkommen im Recht fühlt, lässt sie ihren Ärger über forderndes Nörgeln einfließen. Die Botschaft an ihn lautet: Du erfüllst meine Erwartungen nicht, und das wäre deine Pflicht! Sie neigt aufgrund ihres Bindungsverhaltens tatsächlich dazu, ihn emotional zu kontrollieren, ihm seinen Freiraum zugunsten der Familie und ihr selbst streitig zu machen. Sie möchte ihn ganz für sich allein haben und seine Zuwendung höchstens mit den Kindern teilen.

Weil er letztendlich, sei ihm das bewusst oder nicht, an seiner Bindungsfähigkeit zweifelt, ist er offen für ihre Vorwürfe, die an seine emotionale Verfügbarkeit appellieren.

Beispiele für solche Vorwürfe sind: »Du bist nicht oder zu wenig für mich da!«, »Als guter Vater solltest du...!«, »Du solltest mehr mit der Familie machen!«, »Wenn du dann mal frei hast, machst du Sport!«, »Wenn du mich liebtest, solltest du ...!«

Ihre Entwertungen treffen seine männliche Seite, bevorzugte Themen sind: emotionaler Austausch, Geld oder Sexualität. Ihre Erwartungen und Forderungen sind unrealistisch hoch, vereinfacht ausgedrückt in dem Satz: »Was immer du für mich tust, es könnte besser und mehr sein.«

Im Zug bekam ich beim unfreiwilligen Mithören eines Telefonats unlängst folgenden Satz zu hören, den ich so typisch fand, dass ich ihn sofort notierte:

Sie erklärte ihm, wann sie ankäme und fragte, ob er sie am Gleis abhole. Offensichtlich war sie mit seiner Antwort unzufrieden und so machte sie ihm ihre Erwartung mit dem folgenden Satz überaus deutlich: »Jetzt kannst du von mir etwas über Frauen lernen: Frauen mögen es, am Bahnsteig mit einer Rose empfangen zu werden, und sie mögen es, wenn ein Mann ihren Koffer trägt!«

Kürzlich fragte ich eine passiv-feminine Frau nach dem Einkommen ihres Mannes. Sie antwortete: »Ich weiß es nicht, aber ziemlich viel.« Ich fragte sie daraufhin, ob sie sich schon einmal bei ihm bedankt hätte für den Lebensstil, den sein Einkommen ihnen ermögliche, sodass sie beispielsweise meinen Kurs besuchen könne, ohne lange rechnen zu müssen. Sie war erstaunt und ein bisschen beschämt über diese Frage, denn natürlich hatte sie zwar über sein Einkommen stets selbstverständlich verfügt, aber es nie als eine besondere Leistung ihres Mannes anerkannt.

Ein anderes Beispiel aus einem Interviewauszug:

»Welche emotionalen Erwartungen haben Sie an Ihren Partner?«

»Emotionale Erwartungen ...«(lacht) »Ich wünsch mir, dass der Paul ein kreativer, aufmerksamer Liebhaber ist. Ja, das wünsch ich mir!«

»Haben Sie mit ihm schon darüber gesprochen?«

(lacht) »Ich glaub nicht!« (lacht) »Ich merk das immer dann, wenn ich anfange, in so Fantasiewelten abzutauchen, und denk: ›Also eigentlich, so ein Liebhaber wäre doch jetzt toll‹ und dann denk ich, das liegt im Grunde genommen doch am Paul.«

»Er müsste das verändern?«

»Ja, der Paul müsste so kreativ sein, dass ich nur auf Wolken schwebe ...«

Dieser Interviewauszug verdeutlicht die unterschwellige Art passiv-femininer Frauen, ihre Frustration und Abwertung sprichwörtlich »an den Mann« zu bringen. Sie ziehen sich zurück, gehen in ihre Fantasien, da ja ihr Mann nun doch nicht der erhoffte Märchenprinz ist. Vielleicht geben sie mit lächelndem Gesicht Anweisung, sie richtig zu küssen, oder lassen auf andere Weise zwischen den Zeilen oder in ihrem Verhalten ihren Partner deutlich spüren, dass er ihre Erwartungen an einen richtigen Mann nicht erfüllt.

Der weiter vorn angeführte Dialog über Freizeitgestaltung während der Erosphase könnte nach zwei Jahren folgendermaßen aussehen:

Er sagt: »Ich gehe jetzt auf den Fußballplatz. Äh, willst du mit?« (Eigentlich denkt er: »Ich will allein gehen, befürchte aber, dass du dann gekränkt reagierst.«)

Sie antwortet: »Hm, ich weiß auch nicht so genau, eigentlich fände ich es schöner, wenn wir Sabine besuchten.« (Sie hat Schwierigkeiten, sich für ihre Wünsche einzusetzen, möchte stattdessen, dass er diese von allein errät und sich dann für ihre Pläne einsetzt.)

Er: »Och, da kannst du doch auch allein hingehen, ich will lieber auf den Fußballplatz, bei Sabine waren wir doch erst letzte Woche, ich will da nicht *immer* hin.« (Er argumentiert, um seine eigenen Bedürfnisse zu verteidigen, verallgemeinernd mit dem Wort »immer« und fühlt sich durch ihren Wunsch nach Gemeinsamkeit eingeengt.)

Sie: »Bei uns geht es wohl *ausschließlich* um deine Bedürfnisse! Wenn ich einmal was will!« (Sie hat klare Vorstellungen über ihre Interessen, übernimmt dafür aber keine Verantwortung. Wenn er sich nicht für ihre Bedürfnisse starkmacht, wird sie fordernd oder kritisierend.)

Hier könnte jetzt ein handfester Streit entstehen, bei dem er vehement und lautstark um seine scheinbar angegriffene Autonomie kämpfen würde. Sie dagegen geriete mehr und mehr in ihre Gefühle von ohnmächtigem Zorn und fühlte sich in ihrer Angst vor männlicher Dominanz bestätigt. Beide haben jetzt das Gefühl, in dieser Beziehung zu kurz zu kommen, ihre eigenen Interessen nicht verfolgen zu können.

Er fühlt sich eingeengt, unfrei, fürchtet, das Weibliche (seine Partnerin) könne sein Leben kontrollieren. Er übersieht bei seiner Sichtweise seine innerpsychische Dynamik, die in der Regel die Hälfte seiner Paarkonflikte ausmacht. Konstruktiv wäre es, zu sagen: »Ich möchte gerne heute Nachmittag zum Fußball gehen und bin dann gegen 18 Uhr zurück. Wenn du dann auch Lust hast, könnten wir noch etwas Gemeinsames machen.« Stattdessen verlässt er das Haus, ohne zu sagen, wann er zurückkommt, und oft ohne ihr eine Information zu geben, wohin er geht. Er tut das in dem Glauben, dadurch seine Autonomie zu wahren.

Sie wird durch solche Handlungen vollkommen in ihr sowieso immer latent im Raum schwebendes Gefühl fallen, verlassen zu werden, allein und schutzlos zu sein. Sie wird zunächst versuchen, sich stärker und besser anzupassen. Irgendwann wird sie »innerlich emigrieren«, also nur noch eine angepasste Maske zurücklassen. Dadurch wird er in zunehmendem Maß die Achtung vor ihr verlieren.

Ein Paar befand sich in einer schweren Krise. Er stellte die ganze bisherige Beziehung infrage, die, so schien es mir, bisher in den meisten Bereichen intakt war. Er begann an den Wochenenden ohne Zielangabe zu verschwinden, das Handy bei ihren Anrufen nicht mehr abzunehmen beziehungsweise auszustellen, abends zu kommen, wann immer es ihm passte, um 22 Uhr, mal um 19 Uhr, aber auch gegen Mitternacht. Auf die durch sein Verhalten provozierten Nachfragen seiner Frau antwortete er entweder gar nicht oder aggressiv beziehungsweise zynisch. Er begründete sein Verhalten damit, dass er während der ganzen Beziehung nicht wirklich gemacht habe, was er wolle, und sich jetzt nicht mehr durch sie kontrollieren lasse.

Sie weinte, bettelte und setzte ihn emotional mit ihren Gefühlen unter Druck, gleichzeitig war sie unterschwellig voller Wut und Ärger auf ihn, weil er so schlecht mit ihr umging. (Korrekt müsste es heißen: Weil sie so schlecht mit sich umgehen ließ, aber so nahm sie es nicht wahr.)

Ein Verhalten dieser Art ist auf keinen Fall mit einer Partnerschaft kompatibel. Kränkung, Streit und Misstrauen sind die zwangsläufige Folge. Nur als Single ist es möglich, so zu leben. Es ist fast zwangsläufig, dass die Partnerin bei solchem Verhalten nachbohrt:

- »Hast du eine Freundin?«
- »Wann kommst du nach Hause?«
- »Wo bist du gewesen?«
- »Ich halte das nicht mehr aus!«

Durch dieses von ihm selbst provozierte Nachbohren fühlt er sich in seiner Angst vor Dominanz durch »Frauen« – das Weibliche – bestätigt. Freiheit und Beziehung scheinen ihm unvereinbar.

Sie wiederum hat übergroße »Elefantenohren« für ihre Unselbstständigkeit und Abhängigkeit. Selbst kleinste Andeutungen empfindet sie als kränkend. Sätze wie

- »Kannst du denn nicht mal allein ...«,
- »Du hängst dich an mich«,
- »Deine Arbeit ist weniger wert als meine«,
- »Ich brauche mehr Raum«,

aktivieren ihre größten Ängste. Sie wird zunächst oft »schlucken« und schweigen. Im weiteren Verlauf der Auseinandersetzungen wird sie fordernd und vorwurfsvoll, sie reagiert mit Gefühlsausbrüchen, die ihn wiederum in seinem schlechten Bild über Weiblichkeit bestätigen.

Die Ursache dafür erkennen beide nicht in ihren falschen Erwartungen an den Partner, sondern im Verhalten ihres Partners. Ihre Erwartung »Verändere du dich, damit es mir besser geht« stellen sie nicht infrage, stattdessen definieren sie sich verletzt als unterlegen, eingeengt, nicht geliebt, eben als Opfer.

Das Ehepaar Gruber: Anfangs Traum, dann Albtraum

Herr und Frau Gruber, beide circa 35 Jahre alt, sind seit acht Jahren verheiratet. Für sie ist es die zweite Ehe, die erste schloss sie voller romantischer Ideen im Alter von 17, er hatte verschiedene Beziehungen vor ihr, hatte sich aber nie langfristig gebunden. Beruflich sehr erfolgreich, leitet er eine große Firma, sie versorgt das gemeinsame Kind und den Haushalt. Jetzt stehen sie kurz vor der Trennung, und das, obwohl sie in ihrem Bekanntenkreis als Traumpaar gelten. Nur wenige wissen, wie es um ihre Beziehung wirklich aussieht.

Nach langem Zögern und auf ihr heftiges Drängen hin hat er sich entschlossen, an einer Paarberatung teilzunehmen.

Ihr Mann sei ein Workaholic, sagt sie, nie sei er zu Hause, zwei Wochen Urlaub im Jahr seien das Maximum, das er der Familie zugestehe. Wenn er nicht arbeite, dann sei er im Fitnessstudio. So wolle sie nicht weiterleben. Sie ist voller Vorwürfe und unterdrücktem Ärger.

Er könne ihre Keiferei nicht mehr aushalten, niemand würde da gerne nach Hause kommen. Sobald er zu Hause sei, meckere sie an ihm herum, es sei unmöglich, ihr etwas recht zu machen. Er ermögliche ihr eine Lebensführung, von der andere nur träumen könnten, und dann sei sie von dem bisschen Haushalt und einem Kind derartig überlastet. Andere Frauen hätten schließlich mehr Kinder zu versorgen und kämen damit auch klar. Außerdem gönne sie ihm seine wenige Freizeit nicht.

Auch er steckt voller Vorwürfe und redet abwertend über sie, seine Stimme ist kontrolliert, seine Worte sind oft zynisch, Gefühle sind nur zwischen den Zeilen herauszuhören. Er versucht sich mit mir zu verbünden, sie sozusagen zum gemeinsamen »Fall« zu machen, sie wird daraufhin noch wütender, unterdrückt dies aber und fängt an zu weinen. Erst als sie richtig weint, hört er auf, sie abzuwerten, und beginnt sie mit nichtssagenden Floskeln wie »Das wird schon wieder« zu trösten.

Zur Verdeutlichung führe ich die anfänglich füreinander vorhandenen Gefühle sowie die mit der Zeit entstandenen gegenseitigen Vorwürfe in Form einer Tabelle auf. Die ursprüngliche Wortwahl des Paares habe ich weitgehend beibehalten.

Herr Gruber	Frau Gruber
Beziehungsanfang	***Beziehungsanfang***
Ich bin total auf Christine abgefahren, alles an ihr hat mir gefallen.	Ich hatte nur noch Augen für ihn.
Es war nicht einfach, sie zu bekommen.	Noch nie hat ein Mann so um mich geworben, er hat mir immer in den Mantel geholfen und all diese romantischen Dinge getan.
Sie war so zart.	Ich habe mich so sicher gefühlt, nichts konnte mir mehr etwas anhaben.
Endlich hatte ich die Richtige gefunden.	Es war wie ein Märchen.
Wir waren auf absolut der gleichen Wellenlänge.	Wir hatten einander, und das war genug.
Ich fand es plötzlich gut, Vater zu sein.	Wir wollten unbedingt gemeinsame Kinder haben.
Sie hat mich hundertprozentig verstanden.	Er hat sich niemandem gegenüber so geöffnet wie mir.

Nach acht Jahren	*Nach acht Jahren*
Ich kann es ihr nicht recht machen.	Für ihn zählt nur seine Firma, die Familie bedeutet ihm nichts.
Sie ist unwahrscheinlich besitzergreifend, will mit Haut und Haaren über mich verfügen.	Er entzieht sich, wo er kann. Wenn er so seine Firma leiten würde, wäre sie bankrott.
Ich mach so viel für die Familie, sie sieht das nicht.	Für ihn zählt nur Geld, die Geburtstage von Florian vergisst er regelmäßig.
Diese Heulerei kann ich nicht aushalten, sie sagt ständig: kümmere dich um mich.	Emotional ist er ein vollkommener Versager, alles versucht er im Kopf zu machen.
Sie kann nicht mal eine Straßenkarte lesen.	Ständig kritisiert er mich und stellt mich als blöd hin.
Ich habe noch nie einen Dank gehört für den finanziellen Rahmen, den ich biete.	Meine Interessen findet er lächerlich, weil ich damit kein Geld verdiene. Er würdigt meine Arbeit nicht, Kindererziehung und Haushalt ist ja keine Arbeit.
Sexualität ist ein Grundbedürfnis, das ist doch krank, wenn sie andauernd keine Lust hat.	Ich habe einfach keine Lust, mit ihm zu schlafen, er will immer nur reinen Sex, ich brauche dafür ein gutes Gefühl miteinander, außerdem küsst er grauenhaft.

Dieses Paar hat es geschafft, innerhalb weniger Jahre vom Traumpaar zum »Traum-a-paar« zu mutieren. Die ursprüngliche Faszination ist unter Vorwürfen und Unterstellungen vergraben, beide verweigern sich Anerkennung und fühlen sich als Opfer des anderen. Liest man die gegenseitigen Vorwürfe, wird deutlich, wie beide die Schuld für die schlechte Beziehung beim anderen sehen. Weiterhin glauben beide, für den anderen sei es nur ein kleiner Schritt, das von ihnen Geforderte zu geben, und es sei das Mindeste, was ihnen zustehen würde.

In der nachfolgenden Tabelle liste ich ergänzend einige meiner während der Paarberatung gemachten Beobachtungen auf. Es handelt sich dabei um Beobachtungen, wie sich aktiv-maskuline Männer und passiv-feminine Frauen als deren Partnerinnen in Konfliktsituationen verhalten.

Verhaltensweisen von aktiv-maskulinen Männern im Streitgespräch	Verhaltensweisen von passiv-femininen Frauen im Streitgespräch
Kampfbereite bis starre Mimik, wirkt gefährlich	Häufiges Lächeln auch bei aggressiven Botschaften
Kopf wird hochgehalten, das Kinn zeigt leicht nach oben, Beine und Arme sind oft verschränkt	Neigung des Kopfes nach rechts oder links (Unterwerfungsgeste)
Wenn die Partnerin ihre »Schuld« eingesteht, bereit zum Kontakt, sonst eher unnachgiebig; verlangt Unterwerfung	Schnelles Kontaktangebot (»Bitte sei wieder gut mit mir, ich tue alles!«)
Besteht auf seiner Sichtweise	Verraten des eigenen Standpunktes
Vermeidet, verletzte Gefühle zu zeigen, Wut wird klar gezeigt, die Stimme ist oft leise, wirkt gefährlich	Statt Ärger zu äußern, Neigung zum Weinen
Stellt Bedingungen	Fordert klagend
Neigt dazu, ihren Konflikt runterzuspielen, der einzig Verletzte ist er	Geht vorschnell Kompromisse ein, die gegen ihre Interessen verstoßen und an die sie sich dann nicht hält
Offene Kontaktabbruchsdrohung	Kontaktabbruch durch inneren Rückzug und Abwesenheit

Heilungsschritte

Wenn Sie diesem Paartypus mit den beschriebenen Problematiken entsprechen und nicht irgendwann einen Kurswechsel einschlagen, wird ihre Beziehung mit allen möglichen negativen Begleiterscheinungen früher oder später dramatisch auseinanderbrechen. Das, so meine ich, ist nicht nötig! Denn tatsächlich haben Sie alles in sich, was für eine gute, tragende Partnerschaft notwendig ist.

Natürlich, einiges an Umdenken und innerer Arbeit wird auf Sie zukommen. Das haben aber schon viele Paare geschafft, es ist möglich und stellt keine Überforderung dar. Sie können es auch schaffen!

Hilfreich ist es zunächst, wenn Sie sich als Person mit männlichen, weiblichen und kindlichen Anteilen erkennen und zu einer klaren Erkenntnis kommen, in welchen Lebenssituationen sie diese als eine Kraftquelle erkennen und nutzen können und wo sie das Potenzial ihrer inneren Familie nicht nutzen. Beobachten Sie weiterhin, wie Ihre daraus resultierenden Projektionen aussehen. Beim Durcharbeiten der Frageteile am Ende der Kapitel zu den einzelnen Typen sollten Sie darüber bereits einige Klarheit gewinnen.

Der nächste, weitaus schwerere Schritt ist der, Anerkennung und Wertschätzung auszudrücken. Lernen Sie beide zuzugeben, wenn Ihr Partner/Ihre Partnerin genau das gut kann, was Sie selbst nicht so gut können. Niemand wird dadurch wachsen, dass er eigene Lernaufgaben ignoriert beziehungsweise Menschen, die genau das gut können, abwertet, um selbst besser dazustehen.

Machen Sie sich Gedanken darüber, welche Qualitäten und Leistungen Ihr Partner/Ihre Partnerin in die Beziehung einbringt und wie Sie damit umgehen. Betrachten Sie diese vielleicht als selbstverständlich oder gehen Sie abwertend mit ihnen um?

Was bedeutet Wertschätzung? Zeigen Sie Ihrem Partner, dass es Ihnen besser geht durch das, was er/sie gut kann.

Hierzu einige Beispiele:

- Ich finde es gut, wie du Kontakte hältst. Aufgrund deiner Initiative haben wir einen großen, liebevollen Bekanntenkreis.
- Du kannst wirklich sehr gut zuhören, da kann ich mir eine Scheibe abschneiden, denn das zählt nicht zu meinen Stärken.
- Oft spürst du Konflikte in unserer Beziehung vor mir. Damit sorgst du für ein gutes Zusammenleben.
- Ich bewundere deine Leistungsfähigkeit und Ausdauer. Das könnte ich nicht. Ich habe so viel Nutzen davon.
- Danke, dass du so viel materielle Fülle in unsere Beziehung bringst. Ich genieße das sehr.
- Deine Art, die Dinge mehr vom Kopf anzugehen, ist für mich sehr hilfreich, weil ich manchmal zu überstürzten emotionalen Reaktionen neige.

Den Wert des anderen zu benennen, ist der Dünger für eine gute Beziehung. Das prozentuale Verhältnis von Anerkennung zu Kritik sollte eindeutig in Richtung Anerkennung gehen. In den meisten Ehen ist es jedoch genau umgekehrt. Dann herrscht die Devise: Alles, was du gibst, ist selbstverständlich und steht mir zu. Alles, was du nicht tust, kreide ich dir an. Verdeutlichen Sie sich deswegen, dass Ihr Partner/Ihre Partnerin tatsächlich über viele Eigenschaften verfügt, die er/sie weitaus besser beherrscht als Sie selbst, und Sie Entscheidendes von ihm/ihr lernen können. Damit verwandeln Sie augenblicklich ein negatives Kräfteverhältnis in ein positives.

Es ist egal, wer sein Verhalten als Erster ändert, denn die Person, die Destruktives umwandelt, erlangt die Fähigkeit, ihr Leben positiv zu beeinflussen. Egal, wie der Partner reagiert, den Profit haben Sie bereits durch Ihre Veränderung »eingesackt«. Früher oder später färbt konstruktives Verhalten ab. Lassen Sie keinen weiteren Tag vergehen, ohne dem anderen positive Rückmeldung zu geben. Eine in Zeiten zunehmender Ich-Bezogenheit sicherlich unpopulär anmutende, aber extrem beziehungsfördernde Haltung sagt: Alles, was ich von dir im Rahmen einer Paarbeziehung erhalte, betrachte ich als Geschenk, und ich schulde dir nichts dafür. Nichts ist selbstverständlich. Alles, was ich dir gebe, ist ebenfalls ein Geschenk, und du schuldest mir nichts dafür. Genau diese Haltung ist ein Teil dessen, was während der Erosphase von Verliebten unwillkürlich praktiziert wird und den besonderen Zauber dieser Phase ausmacht.

Es gibt also sehr viel, was jeder von Ihnen in die Paarbeziehung einbringt, und Sie können eine Menge voneinander lernen.

Wenn Sie, liebe weibliche Leserin, bereit sind, von Ihrem Partner alles über Männlichkeit zu lernen, und wenn Sie akzeptieren, dass Sie Ihre eigenen inneren männlichen Anteile auf ihn projizieren, dann wird für Sie eine intensive Lernerfahrung beginnen und Ihre Beziehung wird jeden Tag mehr Liebe ausstrahlen!

Und wenn Sie, lieber männlicher Leser, bereit sind, von den Qualitäten Ihrer Partnerin zu lernen, dann werden auch Sie bereichert im Leben stehen, und Ihre Beziehung wird sich in absolut positiver Weise entwickeln!

Zusammenfassung

Die Paarbeziehung eines aktiv-maskulinen Mannes mit einer passiv-femininen Frau ist gekennzeichnet durch eine starke Polarisierung des männlichen und weiblichen Prinzips. Dadurch ist die Beziehung anfangs durch eine starke gegenseitige positive Attraktion geprägt, die sich später als vergleichbar starke gegenseitige negative Übertragung äußern kann. Um dauerhaft glücklich miteinander zu bleiben, müssen beide Teile bereit sein, voneinander zu lernen.

Es hat keine Bedeutung, wen wir lieben,
wichtig ist, dass wir fähig sind zu lieben.

Unbekannt

Gleichgeschlechtliche Paarbeziehungen

Durch die permanente Reibung mit gesellschaftlichen Vorstellungen von Partnerschaft, Familie und sexueller Ausrichtung haben es gleichgeschlechtliche Paare enorm schwer, einen klaren inneren Standpunkt zu ihrem eigentlichen Geschlechtsausdruck zu finden. Ich könnte natürlich aber auch sagen: Durch die Unmöglichkeit, gesellschaftlichen Konventionen zu entsprechen, haben gleichgeschlechtlich orientierte Menschen die größte Chance, sich über ihr Bewusstsein zu definieren statt über ihren Körper. Aber leider klingt das theoretisch sehr viel leichter, als es tatsächlich in der Praxis ist. In der praktischen Umsetzung hängen wir alle mehr oder weniger in den Fängen eigener Selbstabwertung.

Von Homosexuellen oder Bisexuellen werde ich oft gefragt, wie die Idee dieses Buches konkret auf homosexuelle Paare anzuwenden sei. Diese Frage ist einerseits sehr einfach zu beantworten: genauso wie auf heterosexuelle Paare, denn die Grundproblematik ist für alle Paare gleich. Andererseits ist die Frage dann doch nicht so einfach zu beantworten, denn die konkrete persönliche Situation ist, wie ich bereits ausgeführt habe, durch die starke gesellschaftliche Stigmatisierung vielschichtiger und oft schwieriger.

Ich hatte beruflich wie privat ungezählte Möglichkeiten, Paare und ihre Kommunikationsmuster zu erleben. Die meisten Paare waren heterosexuell, einige waren lesbisch, und nur wenige waren schwul. Dabei konnte ich keinen nennenswerten Unterschied erkennen zwischen der Paardynamik homosexueller Paare und der heterosexueller Paare. Vergleichbare Themen bestimmen ihre Partnerschaften:

- Machtkämpfe, die aggressiv oder resignativ ausgetragen werden
- Schwierigkeiten, sich wirklich, das heißt ungeschützt und wahrhaftig, einander zu öffnen und sich mitzuteilen
- die Notwendigkeit, Schuldzuweisungen und Vorwürfe an den Partner zu unterlassen und Projektionen als das zu erkennen, was sie sind, nämlich Informationen über den eigenen Entwicklungsstand.

Auch die eigene Wahrnehmung homosexueller Paare unterliegt ähnlichen Verzerrungen, weil natürlich auch sie ungeliebte Persönlichkeitsanteile mittels der Abwehrmechanismen zurechtbiegen und ausklammern. Es gibt da keine nennenswerten Unterschiede.

Die Konflikte homosexueller Paare ähneln in gewisser Weise denen passiv-femininer Männer und aktiv-maskuliner Frauen. Ihre größte Schwierigkeit ist es, in einer Gesellschaft, die gleichgeschlechtliche Beziehungen nur auf dem Papier achtet, ein gesundes Selbstwertgefühl zu entwickeln. Dadurch wird die vorhandene Problematik stärker betont als die von heterosexuellen Paaren, die nur durch ihr Bewusstsein, nicht aber durch ihre sexuelle Orientierung von gesellschaftlichen Normen abweichen.

Der Eiertanz homosexueller Paare

Stellen Sie sich vor, aus Angst vor Ablehnung verheimlichten Sie Ihre neue Liebe weitgehend, oder Sie sprächen nur in Andeutungen über Ihr Beziehungsleben, um sich zu schützen, und Sie schwiegen einen wichtigen Teilbereich Ihres Lebens mehr oder weniger tot.

Eine lesbische Frau, Frau Wiehle, erzählte mir: Ihre Partnerin, mit der sie verheiratet ist, wollte eine Widmung von einem Buchautor haben, zu dessen Lesung sie aus Zeitgründen nicht gehen konnte. Also bat sie ihre Frau, diese für sie zu besorgen. Frau Wiehle erzählte, sie sei im Anschluss an die Lesung zu dem Autor gegangen und habe gefragt: »Meine *Freundin* verehrt Sie sehr, würden Sie ihr eine Widmung in dieses Buch schreiben?« Ich fragte Frau Wiehle, warum sie nicht von ihrer Frau oder ihrer Partnerin gesprochen habe, denn das Wort »Freundin« entspräche doch nicht ihrer inneren Realität.

Anhand solcher Beispiele wird der Eiertanz vieler homosexueller Paare deutlich. Welches heterosexuelle Paar würde den Ehepartner so vorstellen?

Um Zugang zu den tatsächlichen Gefühlen zu bekommen, ist es oft nötig, die unmittelbare Handlung sowie die benutzte Wortwahl zu analysieren statt unsere Ansichten, wo wir bereits stehen. In unseren Vorstellungen und Gedanken über uns meinen wir alle, in unserer Entwicklung ein ganzes Stück weiter zu sein, als wir es in der konkreten Umsetzung tatsächlich sind. Das ist wohl der Grund, der Jesus Christus zu dem Satz veranlasste: »An ihren Taten sollt ihr sie erkennen.« Unsere konkrete Sprache dagegen verrät uns überdeutlich, was wir tatsächlich über uns denken und fühlen.

Eine weitere, oft praktizierte Lösung homosexueller Paare besteht darin, sich in eine Subkultur Gleichgesinnter zurückzuziehen und im Privatleben so weit wie möglich Kontakt zu anderen gleichgeschlechtlich orientierten Menschen zu pflegen. Um zu ihrer sexuellen Orientierung stehen zu können, verzichten sie somit auf volle soziale Integration. Die Befürchtung, aber leider auch häufig die Realität vieler Homosexueller ist es, aufgrund ihrer sexuellen Orientierung nicht »dazuzugehören«. Allein in dem Ausdruck »sich outen« wird diese Realität deutlich – und welches heterosexuelle Paar würde sich »outen«, wenn es sich verliebt hätte?

Vor einigen Jahren »outete« sich der FDP-Politiker Westerwelle, und prompt wurde seine sexuelle Orientierung in den Medien durchgehechelt und kommentiert. Was wäre, ginge er in absehbarer Zeit eine andere Partnerschaft ein? Wäre es ein Unterschied zu den Politikern Schröder und Fischer, deren häufiger Partnerwechsel deutlich beweist, dass erfolgreiche Ehestrategien offensichtlich nicht zu ihren Stärken gehören?

Natürlich muss solche Diskriminierung auf das eigene Wertgefühl und damit auch auf die Beziehung zurückwirken.

Frau Schulz und Frau Mohr: Machtspiele in homosexuellen Beziehungen

Frau Schulz (37) und Frau Mohr (42), beide berufstätig, leben seit drei Jahren zusammen. Frau Schulz hatte nie Beziehungen zu Männern, während Frau Mohr vor der Beziehung zu Frau Schulz verheiratet war. Aus dieser Ehe stammt ein Sohn (17), der beim Vater lebt. Ihre zunehmenden Konflikte in Form vehement vorgebrachter gegenseitiger Versorgungskämpfe veranlassten das Paar, therapeutische Hilfe zu suchen.

Frau Mohr beschwerte sich darüber, in dieser Beziehung schon wieder nur in der gebenden Position zu sein, sie habe es endgültig satt, morgens das Frühstück für die Familie zu bereiten und die »Mutter der Nation« zu sein. Frau Schulz schimpfte, weil Frau Mohr grundsätzlich ihren Einsatz bei Renovierungsarbeiten in der gemeinsamen Wohnung ignoriere und nur ihre eigene Leistung wichtig schätze. Viele weitere Beispiele folgten. Beide hatten das Gefühl, bedeutend mehr in die Beziehung zu investieren als die andere, beide werteten die Tätigkeiten der anderen ab. Ich beobachte immer wieder voller Staunen, wie sehr bei solchen Konflikten grundsätzlich eigenes destruktives Verhalten schöngefärbt und verletzende Anteile des anderen aufgebläht werden.

Die Haushaltsbeiträge von Frau Schulz entsprachen der klassisch männlichen Rolle. Sie konnte mit Elektrizität umgehen, Waschmaschinen reparieren und war bei den meisten handwerklichen Arbeiten sehr geschickt. Sie kümmerte sich um die Steuererklärung, auch um die von Frau Mohr, und war zuständig für finanzielle Planung. Allerdings war sie relativ unordentlich, konnte nicht gut kochen (sie, so sagte sie in ihrer sarkastisch-humorvollen Art, unterstütze den Wirtschaftsaufschwung, indem sie fleißig Fertiggerichte konsumiere) und beim Wäschewaschen gerieten ihr, zum Ärger von Frau Mohr, immer wieder die falschen Farben und Materialien in die Waschmaschine. Von ihrem Auftreten und auch von ihrem Outfit her präsentierte sie sich aktiv-maskulin und wirkte eher männlich.

Frau Mohr dagegen erfüllte in ihrem Verhalten in vielen Punkten eine klassisch weibliche Rolle. Sie kochte gerne und gut, war gerne zu Hause und Kontaktpflege war ihre Sache. Sie arbeitete als Beamtin im öffentlichen Dienst und genoss die Sicherheit, die ihr diese Position bot.

Frau Schulz wiederum war selbstständig und wollte auf jeden Fall ihr eigener Boss sein. Sie kämpfte allerdings mit stark depressiven Anteilen, zyklisch ereilte sie »ihr heulendes Elend«. Sie wusste auch nicht so genau, warum. Frau Mohr war die Einzige, die sie dann an sich ranließ. In der Paarberatung zeigte Frau Schulz diese Gefühle nicht, sie rettete sich stattdessen wiederholt in »cooles Verhalten«, in Clownerien oder hatte einen ironisch witzigen Kommentar auf Lager. Mit diesen überaus charmant vorgebrachten Abwehrstrategien versuchte sie die Kontrolle zu bewahren. Ich muss zugeben, ich war immer wieder versucht, darauf einzusteigen. Sie war wirklich ein charmanter, liebenswerter »Macho«! Dahinter standen, wie später in Einzelgesprächen deutlich wurde, ihre stark ausgeprägten Selbstzweifel und Wertirritationen, wer sie eigentlich sei. Auf jeden Fall, da war sie sich sicher, genügte sie ihrem eigenen Bild von Weiblichkeit nicht, ebenso wenig dem ihrer Eltern.

Frau Mohrs Wesen dagegen prägte eine leichte Energie, sie sorgte für Gemütlichkeit, Freizeitgestaltung und Lebensqualität. Sie haderte mit sich wegen ihrer mangelnden Durchsetzungsfähigkeit, die ihr bereits während ihrer früheren Ehe gefehlt habe. Frau Schulz, so sagte sie, müsse in Auseinandersetzungen stets das letzte Wort haben, sie müsse eben immer recht haben.

In der Paarberatung erarbeiteten wir, gegenseitig Anerkennung und Wertschätzung auszudrücken. Bald wurde beiden deutlich, dass Frau Schulz' Wesensausdruck eher männlich, Frau Mohrs dagegen eher weiblich geprägt war. An dieser Erkenntnis hatte Frau Schulz schwer zu schlucken, weil sie als Feministin männlichem Verhalten ambivalent bis feindselig gegenüberstand.

Hier scheint mir ein wesentliches Konfliktpotenzial lesbischer Paare angesprochen: Wenn ein starkes Feindbild zu Männern aufgebaut wurde, welche Folgen resultieren daraus, bezogen auf die eigenen männlichen Wesenszüge?

Für Frau Mohr war es schwer, anzunehmen, dass sie jetzt, in einer lesbischen Beziehung, wieder in der weiblichen Rolle war. Sie dachte, im Zusammensein mit einer weiblichen Partnerin wäre sie davor gefeit.

Frau Mohr lernte, ihren männlichen Charakterzügen nicht nur in ihrer Arbeit, sondern auch in ihrer Beziehung einen Platz einzuräumen. Andererseits lernte sie ihre weiblichen Qualitäten als Stärke zu sehen, als großen Wert für die Beziehung. Frau Schulz wiederum begriff: Kaum ein Mann konnte männlicher sein als sie!

Die Beziehung entspannte sich zunehmend. Das Konzept des männlichen und weiblichen Bewusstseins erwies sich für beide als sehr hilfreich. Sie schärften ihre Aufmerksamkeit, wann und wo ihr männliches oder ihr weibliches Wesen ihr Handeln bestimmte. Als positive Begleiterscheinung veränderte Frau Schulz ihr männliches Feindbild. Sie erkannte sich selbst als aktiv-maskulines Bewusstsein.

Das beschriebene Beziehungsmuster unterscheidet sich tatsächlich nur in kleinen Details von dem heterosexueller Paare. Unterschiedlich ist nur die Verteilung der männlichen und weiblichen Aspekte. Während heterosexuelle Paare sich klarer auf ihre Muster festgelegt haben, variiert die Rollenverteilung bei gleichgeschlechtlichen Paaren mehr. Das könnte man ja eher als einen Vorteil verzeichnen, wenn da nicht die Machtkämpfe wären.

Beim eben beschriebenen Paar war sich Frau Schulz beispielsweise durchaus der Tatsache bewusst, dass sie nicht, da beide berufstätig waren, die Hausarbeit einfach an Frau Mohr delegieren konnte. Schließlich konnte sie nicht selbst das tun, was sie Männern vorwarf, nämlich ihre Partnerin zum »billigen Putzpersonal« zu degradieren. Ihr ideologischer Überbau ließ das nicht zu, obwohl sie in ihren egoistischen Anteilen genau das gerne getan hätte. So spürte sie selbst, dass ihre verteidigenden Argumente ziemlich schwach klangen, und gab schließlich zu, dass Frau Mohrs Vorwurf, sie würde sich vor der häuslichen Arbeit drücken, zu Recht bestünde. Würde Frau Schulz in einem männlichen Körper stecken, hätte sie ihre Argumente vermutlich wesentlich vehementer vorgebracht und hätte diese, durch die Identifikation mit festgelegtem Rollenverhalten, vielleicht nicht einmal infrage gestellt. Andererseits hätte sich Frau Schulz in einem männlichen Körper mit ihren depressiven Gefühlszuständen wesentlich schwerer getan. So konnte sie sich an Frau Mohr anlehnen, sich ihr mit ihrem Gefühlschaos öffnen und deren Hilfsangebote annehmen.

Die Fragen: »Wer kocht?«, »Wer kauft ein?«, »Wer verdient das Geld?«, »Wer plant den Urlaub?« sind in gleichgeschlechtlichen Paarbeziehungen selten eindeutig geregelt. Meistens werden die finanziellen Mittel, also Einkommen, Lebensunterhaltskosten, Versicherungen, Altersvorsorge, trotz verbindlicher Beziehung getrennt verwaltet. Mir ist bisher keine homosexuelle Paarbeziehung bekannt, in der ein Teil des Paares vom anderen dauerhaft finanziell versorgt wurde. Die Organisation des Alltags dagegen wird im Vergleich zu heterosexuellen Paaren eher gleichberechtigt erledigt, ist aber genauso häufig das Spielfeld für erbitterte Machtkämpfe.

Gleichgeschlechtliche Paare haben also das Problem beziehungsweise die Chance, keine eindeutigen Rollenvorgaben zu haben. Sie sind dadurch gezwungen, individuelle Lösungen zu finden. Damit ist größere Kreativität und Flexibilität von ihnen verlangt. Der Zugang sowohl zu ihren weiblichen als auch zu ihren männlichen Wesensmerkmalen fällt ihnen leichter. In ihren bewusst und aktiv getroffenen Wahlen und Entscheidungen steckt eine enorme Chance, eine wahrhaft androgyne Persönlichkeit zum Blühen zu bringen. Dieser Prozess wird wie bei passiv-femininen Männern und bei aktiv-maskulinen Frauen vielfach nur durch den Mangel an Eigenliebe behindert.

Heilungsschritte

Wenn Sie in einer homosexuellen Paarbeziehung leben, machen Sie sich als Erstes bewusst: *Problem* ist tatsächlich nur ein anderes Wort für *Chance*!

Ihre Chance liegt darin, Ihre androgyne Persönlichkeit zu entwickeln und Nutznießer breiterer Wahlmöglichkeiten zu sein. Ihre Irritationen bezüglich Ihrer Geschlechtsidentität bringen den Vorteil größerer Freiheit mit sich. Sie hatten nie die Aussicht, den herrschenden Rollenvorgaben zu entsprechen, dadurch sind Sie geistig auch weniger deren Einschränkungen unterworfen. Sie müssen sich also nicht mühevoll den Zugang zu Ihren weiblichen oder männlichen Wesensmerkmalen erschließen. Das ist ein wirklicher Vorteil, den Sie vielen Menschen voraushaben.

Ihre innere Arbeit liegt im Bereich der Eigenliebe, sich also mit Ihrem Wesen und Ihren getroffenen Wahlen und Entscheidungen anzunehmen und zu lieben. Das ist nicht ganz einfach, Sie sind aber mit dieser Aufgabe der gleichen Schwierigkeit ausgesetzt wie viele heterosexuelle Menschen auch.

Ihre sexuelle Orientierung macht nur einen Bruchteil Ihrer Persönlichkeit aus, wenn Sie sich als Bewusstsein in einem Körper erkennen, statt sich als lesbisch oder schwul zu definieren. Und es ist tatsächlich nur dieser Bruchteil, der Ihre Aufgaben von heterosexuellen Menschen unterscheidet. Machen Sie also einen Schritt heraus aus dem Gefühl von Andersartigkeit. Genau wie alle anderen Menschen sind auch Sie auf Ihrem Weg, sich selbst zu finden und anzunehmen.

Selbstablehnung und Mangel an Eigenliebe sind der Sprengstoff jeder Partnerschaft. Also prüfen Sie nach, in welchen Bereichen Sie ihn finden können und welche Möglichkeiten des Entschärfens Ihnen zur Verfügung stehen. Finden Sie heraus, welche Anteile Sie eher männlich und welche Sie eher weiblich erleben und wie Sie Ihr Potenzial in die Beziehung einbringen.

Zusammenfassung

Homosexuelle Paarbeziehungen unterscheiden sich in den grundsätzlichen Lernaufgaben nur minimal von denen heterosexueller. Durch die starke soziale Ausgrenzung und Diskriminierung fällt es ihnen indes oft sehr schwer, sich selbst gegenüber eine wirklich liebevolle Haltung einzunehmen. Gleichzeitig liegt in der Unmöglichkeit, gesellschaftlichen Vorgaben zu entsprechen, auch die Chance größerer Freiheit.

Die Rollen gleichgeschlechtlicher Partner sind innerhalb der Beziehung selten so festgelegt, wie dies bei der Rollenverteilung heterosexueller Paare der Fall ist.

Verbinden sich zwei Gleiche,
tragen beide volle Verantwortung für die Beziehung.
Das ist in der Tat ein wunderschönes Unterfangen,
ein zutiefst befriedigender Zustand der Wechselseitigkeit.

Eva Pierrakos

Alles ist möglich

Sie kommen langsam zum Ende dieses Buches. Wenn Sie Zeit und Energie für den Arbeitsteil investiert haben, waren Sie längere Zeit beschäftigt und haben sicherlich einige neue Inspirationen erhalten. Sie haben außerdem bewiesen, dass Sie sich wirklich nach einer neuen, besseren Ordnung in sich, aber auch in Ihrer Partnerschaft sehnen und bereit sind, Ihre Kräfte dafür zu mobilisieren.

Jetzt liegt die Aufgabe vor Ihnen, dieses Wissen so umzusetzen, dass sich wirklich Ihr Leben und Ihre Beziehung verbessern. Wissen, das nicht praktisch umgesetzt wird, ist totes Wissen. Nützlich wird es erst dann, wenn wir es zu einer praktisch erfahrbaren Realität gemacht haben. Und das bedarf gewisser regelmäßiger Investitionen.

Ist ein Paar erst einmal in einer Krise festgefahren und hat es bisher nicht wirklich in seine Beziehung investiert, dann geht es in den allermeisten Beziehungen um Macht, Anerkennung und Zuwendung. Vor allem geht es leider vorwiegend auch darum, selbst mit »weißer Weste« dazustehen. Es wird dann von größter Bedeutung, einen Schuldigen zu finden, möglichst nach dem Motto: Schuld ist immer der andere. Der nächste Schritt ist dann, von ihm größtmögliche Wiedergutmachung zu erzwingen.

Verabschieden Sie sich von dieser Haltung! Sie führt garantiert nicht in eine glückliche Beziehung!

Paarkrisen fordern uns heraus, sie verlangen oft viel von uns und sie bringen alles ans Tageslicht, was wir bisher vor uns selbst und anderen geheim gehalten haben. Und genau darin liegen auch ihr Wert und ihre Chance für uns. In Krisen besteht die Notwendigkeit, eigenes Verhalten zu hinterfragen, gegebenenfalls zu korrigieren, Selbstdisziplin zu praktizieren, Grenzen zu setzen, aber auch Zugeständnisse zu machen. Manchmal gilt es, grundsätzliche Sichtweisen richtigzustellen, sich selbst und den Partner aus einengenden und begrenzenden Vorstellungen zu entlassen und neues Verhalten zu trainieren.

Zweifelsohne, eine gute Partnerschaft fordert laufend, ich möchte sagen, täglich Investitionen. Warum sollte sie es auch nicht tun? Schließlich fahren Sie Ihr Auto regelmäßig durch die Waschanlage. Sie besuchen berufliche Fortbildungen, die ihren Preis kosten. Ihre Wohnung bedarf fortwährend gestaltender Zuwendung und des Einsatzes materieller Mittel, damit Sie sich wohl in ihr fühlen und auch Ihr Körper fordert seine Zuwendung über Ernährung und sportliche Aktivitäten.

Was lässt die Idee in uns aufsteigen, eine Paarbeziehung sei eine einmal geschaffene Institution, die ohne weitere Pflege über Jahre hinweg funktionieren könne? Also verabschieden Sie sich von der Illusion, dass Ihnen die Liebe dauerhaft »gratis« zufallen könnte!

Nur der, der bereits wirklich liebt, kann sagen, es ist doch ganz einfach. Denn alles, was wir können, kommt uns leicht vor. Viele Ratgeber empfehlen: Liebe dich einfach! Wenn das so *einfach* wäre, dann täten wir es alle bereits.

Investitionen in die Paarbeziehung müssen auch gar nicht mit negativen Begleiterscheinungen verbunden sein. Im Gegenteil, während wir sie vornehmen, kommen wir bereits in den Genuss des Profits. Wenn nicht gleich in der Beziehung selbst erfahrbar, dann doch zumindest auf der biochemischen Ebene – und damit auf der Ebene der inneren positiven Selbstwahrnehmung.

Haltungen für eine erfüllende Paarbeziehung

Ich stelle jetzt einige Haltungen vor, die die Weichen stellen für eine erfüllende Paarbeziehung. Mein Wunsch ist es, Sie, liebe Leserin und lieber Leser, für Ihre nächsten Schritte hin zur erfüllten Paarbeziehung zu inspirieren.

Die ersten beiden Punkte bilden die Grundlage eines liebevollen Miteinanders. In ihrer Verwirklichung lernen Sie, gebende Liebe einzuüben. Sie stärken dadurch Ihr Wertgefühl als Gebender. Dankbarkeit wiederum entsteht beim Empfänger als Folge der nehmenden Liebe. In der täglichen Umsetzung der genannten Punkte erwerben Sie sich Achtsamkeit und Wertschätzung füreinander und vertrauen Ihrer eigenen Bindungsfähigkeit.

Die weiteren Punkte trainieren Ihre Streitkultur. Ohne Reibung kann kein Wachstum erfolgen, ohne Auseinandersetzungen werden Sie miteinander erstarren. Eine glückliche Paarbeziehung haben nur die, die Konflikte erfolgreich lösen können.

1. *Nichts von dem, was mein Partner/meine Partnerin in die Beziehung einbringt, ist selbstverständlich. Ich betrachte alles als ein Geschenk und übe mich darin, meine Dankbarkeit auszudrücken.*

In einer Paarbeziehung ist nichts selbstverständlich. Stellen Sie sich ab und zu vor, es gäbe Ihren Partner/Ihre Partnerin nicht. Dann fielen alle Tätigkeiten, die er/sie Ihnen momentan abnimmt, in Ihren Verantwortungsbereich. Notieren Sie alles, was Ihr Partner an Leistungen und Qualitäten in die Beziehung einbringt. Das beginnt beim Geldverdienen, beim Hemdenbügeln, beim Aufziehen der gemeinsamen Kinder, geht weiter über das Regalmontieren, die Autopflege, das Kochen, die Sorge um den Garten, das Gestalten einer wohnlichen Atmosphäre, bis hin in den emotionalen Bereich: Wer pflegt die Kontakte? Wer sorgt für Nähe? Wie unterstützen Sie sich gegenseitig?

Wenn Sie diese Liste ehrlich führen, werden Sie feststellen, wie viel Grund zur Dankbarkeit Sie haben.

Stellen Sie sich die Frage, wie viel dessen, was Ihr Partner/Ihre Partnerin für Sie tut, von Ihnen als selbstverständlich betrachtet wird. Drücken Sie Ihren Dank dafür direkt aus, mit *eindeutigen* anerkennenden Worten, mit einer Einladung zum Essen oder verbunden mit einer sonstigen *augenfälligen* Geste. Und lernen Sie Anerkennung und Dank anzunehmen, denn dann wissen Sie: Sie selbst haben etwas Wertvolles zu geben.

Ein konstruktives Beispiel wäre hierfür:

»Mir ist aufgefallen, wie selten ich mich für alles, was du tust, bedanke.« (Hier könnte eine konkrete Aufzählung folgen.) »Ich habe das eindeutig zu selbstverständlich genommen und möchte das hiermit verändern.«

»Oh, das finde ich toll, dass du das sagst, und es tut so gut, es zu hören. Ich glaube, du hast wirklich recht, ich drücke das auch viel zu selten aus. Ich glaube, ich werde deinem Beispiel folgen.«

Die destruktive Variante für diesen Dialog würde lauten:

»Also, du tust ja viel für die Beziehung, obwohl ich oft denke, du könntest mehr verdienen/den Haushalt besser führen, aber ich sehe ja, du gibst dein Bestes.«

»Na, das war aber auch mal an der Zeit, dich zu bedanken, ich habe nämlich allmählich die Schnauze voll davon, dass du meine ganze Unterstützung so selbstverständlich nimmst.«

Je mehr Sie erkennen, wie viel Sie in Ihrer Partnerschaft bekommen, desto reicher werden Sie sich fühlen. Je mehr Ihnen Ihr eigener Wert durch den Partner gespiegelt wird, desto wertvoller werden Sie sich fühlen. Wenn sich beide Partner die Haltung des Dankens aneignen, werden sie eine von Achtung und Wertschätzung geprägte Atmosphäre schaffen.

2. Ich sorge jeden Tag durch Gedanken, Worte und Taten für eine gute Atmosphäre in meiner Beziehung.

Eine Paarbeziehung ist mit einer Pflanze zu vergleichen. Sie braucht Wasser und Dünger, sie braucht aber vor allem Licht, um zu wachsen. Fragen Sie sich ab und an: Was kann ich tun, damit mein Partner/meine Partnerin glücklich ist? Wie kann ich bewirken, dass er/sie sich freut?

Wenn Sie also, lieber männlicher Leser, vielleicht ein begeisterter Fußballfan sind, fragen Sie sich: Wird meine Frau sich wirklich über die Karten für das Fußballspiel am nächsten Wochenende freuen? Oder machen Sie sich eigentlich mehr selbst ein Geschenk? Und Sie, liebe weibliche Leserin, gehen Sie nur Ihrem Mann zuliebe mit ihm ab und zu auf den Fußballplatz oder auch aus Eigeninteresse? Können Sie sich von seiner Begeisterung anstecken lassen und sich mit ihm freuen oder sitzen Sie neben ihm und lassen keine Möglichkeit für einen abfälligen Kommentar oder Blick ungenutzt?

Ich selbst neige manchmal dazu, schlechte Laune zu produzieren. Ich mutiere dann in kürzester Zeit zur »emotionalen Landplage«. Einmal befand ich mich im Urlaub in solch einer Stimmung, meckerte an allem herum (besonders an meinem Mann) und produzierte eine schlechte Atmosphäre. Mein Mann schaute mich irgendwann an und sagte: »Ich glaube, wir sollten jetzt an den Strand gehen und Steine finden.« Er weiß aufgrund jahrelanger Erfahrung: Für mein inneres Kindbewusstsein gibt es fast nichts Schöneres, als an einem Strand entlangzulaufen und Muscheln, Steine oder anderes Schwemmgut zu sammeln. Er selbst leidet manchmal etwas unter meiner Sammelnatur. In diesem Moment war ich so gerührt, dass meine schlechte Laune keinerlei Überlebenschance hatte.

Handlungen dieser Art werden gerne vorschnell als Selbstaufopferung abgeurteilt. Es ist aber eine Frage der inneren Intention, ob es sich bei diesen Handlungen um Selbstaufopferung oder um gebende Liebe handelt. Wenn wir sie aus Angst vor dem Verlassenwerden ausüben, handelt es sich wirklich um Selbstaufopferung. Wenn wir sie aber aus dem Wunsch heraus tun, den anderen glücklich zu erleben, nennt man sie gebende Liebe.

Mit unseren Kindern unternehmen wir viele Dinge, die uns selbst nicht sonderlich interessieren. Wir gehen auf einen Spielplatz, hocken im Schwimmbad im Kleinkindbecken oder fahren Feuerwehrauto auf dem Karussell. Wir stehen lange vor einer Kuh und überlegen mit den Kindern gemeinsam, wie wohl die Milch in das Euter kommt, oder gehen Enten füttern und beobachten die jungen Entchen. All das tun wir, weil wir uns an den strahlenden Kinderaugen erfreuen, wenn die Kinder glücklich sind.

Stellen Sie sich einmal vor, welcher Reichtum in einer Beziehung Einzug hielte, wenn zwei erwachsene Partner so miteinander umgingen!

Nun wenden Sie vielleicht ein, das sei Ihnen zu anstrengend oder Sie könnten das nicht. Während der Erosphase Ihrer Beziehung konnten Sie es aber, also mangelt es Ihnen heute keineswegs an der Fähigkeit, sondern höchstens an der Bereitschaft.

Bringen Sie Freude und Großzügigkeit in Ihre Beziehung, Ihr Profit wird unendlich viel höher sein als Ihr Einsatz. Machen Sie sich den Satz zum Prinzip: *Ich will, dass du glücklich bist!*

Wenn Sie sich für einen Partner/eine Partnerin entschieden haben, werden Sie immer auch Teilen begegnen, die Sie nicht so sehr interessieren, auf die Sie vielleicht eher gelangweilt oder unangenehm berührt reagieren oder die Sie sogar regelrecht abstoßend erleben. Sie können nicht davon ausgehen, selbst ausschließlich aus »Zuckerseiten« zu bestehen, also fragen Sie sich: Wie möchte ich, dass mein Partner/meine Partnerin mit meinen unangenehmen Seiten umgeht? Und als Nächstes: Bin ich bereit, vergleichbar mit den seinen zu verfahren?

Welche Umgangsweise Sie für sich selbst wünschen, verrät Ihnen, wie Sie mit der Ihres Partners umgehen könnten.

Lassen Sie die für Sie problematischen Seiten Ihres Partners/Ihrer Partnerin in den Hintergrund treten, wenden Sie eine Mischung aus Toleranz, Verständnis und innerer Distanz an. Lassen Sie Ihren Blick auf den konstruktiven Seiten der Beziehung ruhen – betrachten Sie Ihr Glas Wasser als halb voll, nicht als halb leer. Durch eine solche Vorgehensweise trainieren Sie gleichzeitig die Tugend der Toleranz und begreifen: Sie selbst sind mit Ihren dunklen Anteilen ebenfalls akzeptabel.

Achten Sie darauf, wie Sie über Ihren Partner/Ihre Partnerin vor anderen sprechen und auf welche Charakterzüge Sie sich konzentrieren. Achten Sie überhaupt darauf, wie Menschen über ihre Partner sprechen. Sie werden erstaunt sein, mit welcher Selbstverständlichkeit sie oft über ihren Mann oder ihre Frau herziehen und die Lieblosigkeit ihres Partners beanstanden.

3. Ich bin zur Hälfte für jeden Paarkonflikt mitverantwortlich.

Konflikte sind die Voraussetzung für menschliches Wachstum. Sie verursachen eine starke emotionale Reibung und brechen eingefahrene Verhaltensweisen auf. Ihre erfolgreiche Bewältigung ist eine der wesentlichen Grundlagen guter zwischenmenschlicher Beziehungen.

Es wird auch in Ihrer Beziehung zu Streit kommen. Missstimmungen sind unvermeidbar, wenn Menschen nahe zusammen sind. Also: Nehmen Sie Konflikte an! Nur wenn Sie streiten können, werden Sie wirkliches Vertrauen in die Paarbeziehung aufbauen. Von einer tragenden Beziehung können Sie erst dann sprechen, wenn Sie aus schlechten Zeiten gelernt, sie konstruktiv bewältigt und neues Betriebskapital erschaffen haben. Wenn Sie in sich die Gewissheit gebildet haben, dass Sie als Paar gemeinsam Schwierigkeiten angehen und dadurch Ihrer Bindungsfähigkeit vertrauen können.

Warten Sie also nicht, bis sich Ihr »Frustberg« meterhoch aufgetürmt hat, sondern lernen Sie die kleinen Konflikte direkt anzusprechen. Wenn Sie es mit der inneren Gewissheit tun, dass Sie selbst grundsätzlich an jeder Disharmonie zur Hälfte beteiligt sind, wird Sie das vor dem Aufbau entwicklungsverzögernder Opfergefühle schützen.

Auseinandersetzungen entstehen durch unterschiedliche Interessen zweier oder mehrerer Personen. Wenn Sie sich diese Auffassung zu eigen machen, werden Sie sich auch für die Lösung verantwortlich fühlen. Sonst verziehen Sie sich vielleicht schmollend in die Trotzecke und sagen: Du bist schuld am Konflikt, also bist du auch für die Lösung zuständig. Wenn beide Partner so denken, sind lang andauernde Disharmonien die Folge.

Schlimm ist nicht der eigentliche Streit. Schlimm sind nur die Auswirkungen tage-, wochen- oder monatelang dahinschwelender Meinungsverschiedenheiten, die meist unterschwellig oder offen aggressiv ausgetragen werden.

Die oben aufgeführte Sichtweise bewahrt Sie davor, in die Opferfalle zu geraten, und stärkt Ihr eigenverantwortliches Handeln.

Eine konstruktive Lösung wäre hier zum Beispiel:

»Wir haben einen ziemlich dicken Konflikt. Ich erkenne zwar meine eigene Beteiligung dabei noch nicht, aber sicherlich siehst du sie sehr genau. Ich will mich mit dir auf der Basis darüber auseinandersetzen, dass wir beide gemeinsam den Streit verursacht haben.«

Destruktiv wäre dagegen folgende Aussage: »Wegen dir haben wir jetzt schon wieder Streit und führen diese ewigen Auseinandersetzungen.«

3a. Ich übe mich darin, Vorwürfe und andere Aussagen über meinen Partner/meine Partnerin zu unterlassen und stattdessen von mir zu sprechen.

Trainieren Sie Ihre kommunikativen Fähigkeiten! Für Ihre eigenen Gefühle sind nur Sie verantwortlich, und auch nur Sie sind ihnen ausgesetzt. Also haben dauerhaft auch nur Sie die Möglichkeit, sie zu beeinflussen.

Lernen Sie, über Ihre eigenen Gefühle zu sprechen statt über die des anderen. Das Thema »Konstruktive Kommunikation« beinhaltet genügend Stoff für ein eigenes Buch. Es gibt darüber bereits sehr viele gute Bücher und auch entsprechende Kurse. Ich kann Ihnen eine intensive Auseinandersetzung damit nur empfehlen, denn wenn Sie Ihre Kommunikation verbessern, werden Sie auf allen Ebenen erfolgreicher werden, im zwischenmenschlichen Bereich wie im beruflichen.

Auch dazu zunächst wieder ein konstruktives Beispiel:

»Ich habe mich über *mich* geärgert, weil ich mich schon wieder auf einen unguten Kompromiss eingelassen habe. Jetzt gibt es in mir den Wunsch, es dir heimzuzahlen und dir die Schuld zuzuschieben. Ich möchte, dass wir noch einmal über das Thema sprechen und gemeinsam eine für beide befriedigende Lösung finden!«

Destruktiv wäre diese Haltung: »Ich ärgere mich über dich, weil du deine Interessen über meine gestellt hast und von mir erwartest, deine Lösung mitzutragen. Da steige ich jetzt aus! Endlich will ich mal machen, was mir guttut.«

3b. Es hat keine Bedeutung, wer den Streit verursacht hat. Solange er dauert, leiden beide.

Wie das Ehepaar Grub verbringen viele Paare unendlich lange Zeit mit dem Kampf um die Frage, von wem der erste Schritt ausgehen sollte. Den ersten Schritt soll natürlich der/die Schuldige machen, durch den der Konflikt verursacht ist, und das ist logischerweise immer der andere …

Wenn Sie gerne eine unbefriedigende Paarbeziehung haben möchten, ist das genau die richtige Strategie, denn so können Sie eine Missstimmung lange und erfolgreich aufrechterhalten. Sollten Sie aber zu denen gehören, die etwas qualitativ Hochwertigeres suchen, dann fragen Sie sich: Welche Möglichkeiten habe ich, um diese Situation zu verändern? Und wie kann ich deeskalierend wirken? Sagen Sie sich: Ich selbst habe die Macht und die Möglichkeiten, aus jedem Macht- oder Trotzspiel auszusteigen.

Derjenige, der gemeinsames destruktives Handeln als Erster erkennt, hat die Verantwortung, damit aufzuhören. Manchen Menschen fällt es leichter als anderen, Fehler zuzugeben und sich zu entschuldigen. Also haben sie meines Erachtens auch die größere Verpflichtung dazu. Sie profitieren dann allerdings auch mehr, denn derjenige, der die zu diesem Schritt notwendige Selbstüberwindung praktiziert, ist derjenige, der menschlich über sich selbst hinauswächst und an innerer Größe und Souveränität gewinnt.

Ein Beispiel:

Sie sitzen nach einem starken Zerwürfnis mit Ihrem Partner in Ihrem Büro. Ihr Denken und Fühlen sind noch vollkommen von dem Streit vereinnahmt. Ständig ziehen Gesprächsfetzen durch Ihren Kopf, und Sie führen Ihren unerfreulichen inneren Monolog weiter und weiter. Sie sind verärgert und fühlen sich als Opfer Ihres Partners, denn es läge schließlich an ihm, sein Verhalten zu ändern. Schließlich sind Sie im Recht. Stundenlang kann das so weitergehen. Während Sie von Ihrem guten Recht Gebrauch machen, über Ihren Partner zu schimpfen, werden Sie von Ihren körpereigenen Stresshormonen überflutet und es geht Ihnen immer schlechter. Ihre Arbeitsleistung an diesem Morgen ist vermutlich miserabel, und die anderen gehen Ihnen aufgrund Ihrer schlechten Laune aus dem Weg.

Nun greifen Sie zum Telefon und rufen ihn an: »Hör zu, ich leide, wenn wir uns so fetzen. Ich halte das ganz schlecht aus. Wir haben zwar für unser Problem noch keine Lösung, aber wir könnten uns doch erst einmal wieder vertragen, denn dann finden wir bestimmt schneller eine Lösung. Ich will, dass wir uns wieder vertragen, denn du bist schließlich der Mann/die Frau, mit dem/der ich alt werden möchte!«

Solche Aussagen können kleine Wunder bewirken, und es ist ein entscheidender Unterschied, ob man wegen einer Meinungsverschiedenheit zwei Wochen Krach hat oder nur zwei Stunden.

4. Es gibt entweder zwei Gewinner oder zwei Verlierer.

Wenn Sie gewinnen und sich über Ihren Partner hinweggesetzt haben, wird der Besiegte eine Rabattmarke in das Rabattmarkenheft für ungut geklärte Situationen kleben. Sie können sich sicher sein: Wenn die Stunde günstiger ist, wird der Verlierer zurückschlagen und Sie in die Position des Verlierers zwingen.

Jede Beziehung kann durch das Bild einer Balkenschaukel symbolisiert werden. Stellen Sie sich vor, Sie schaukeln mit einer anderen Person auf solch einer Schaukel. Bringt die andere Person wesentlich mehr an Gewicht auf die Waage, werden Sie sich weiter nach hinten setzen, um durch die veränderte Hebelwirkung das Gewicht auszugleichen und ins Schaukeln zu kommen. Säßen Sie aufgrund der ungleichen Gewichtsverhältnisse dauerhaft nur oben oder unten, machte das Schaukeln keine Freude, es wäre langweilig, und Sie würden schnell damit aufhören.

Spannung und Spaß entstehen durch das Gleichgewicht zweier Systeme und das Spielen mit diesem Gleichgewicht.

Wie in diesem Beispiel beschrieben, strebt auch jede Paarbeziehung nach Gleichgewicht und wird versuchen, es über die verschiedensten Mittel wiederherzustellen. Wie beim Schaukeln können die Mittel unfair oder fair sein, aber sie werden auf jeden Fall ihren Zweck erfüllen. Um einen fairen und beziehungsfördernden Ausgleich zu schaffen, gibt es einen förderlichen Satz für Konfliktsituationen:

Das Anliegen des anderen ist genauso gerechtfertigt wie mein eigenes.

Finden Sie also heraus, was das gerechtfertigte Anliegen von Ihnen selbst und von Ihrem Partner/Ihrer Partnerin ist. Dann werden Sie Ihre meisten Ärgernisse gemeinsam als Paar erfolgreich bewältigen.

An der Liebe arbeiten

Eine Paarbeziehung bietet uns die optimale Gelegenheit, lieben zu lernen. Wer lieben kann, ist glücklich, und dessen Liebe wird in der Regel von vielen erwidert.

Ich möchte Sie, liebe Leserin und lieber Leser, einladen, sich auf das tägliche »Bodybuilding des Liebens« einzulassen, mit der Aussicht auf ungeahnten Profit. Üben Sie zu diesem Zweck regelmäßig. Werden Sie mit Ihren verschiedenen Persönlichkeitsaspekten vertrauter, damit Sie in den konkreten Situationen des Alltags zunehmend über deren Potenzial verfügen können.

Es hat sich als nützlich erwiesen, eine »Mini-AG« mit einer anderen Person zu bilden und solche Prozesse gemeinsam zu erledigen. Andere Sichtweisen geben Ihnen selbst neue Impulse, zumal die eigene allzu oft Verzerrungen unterliegt. Der Lebenspartner ist für solche Mini-AGs oft nicht die richtige Person. Besser ist eine Freundin oder ein Freund, der oder dem die Inhalte dieses Buches ebenfalls vertraut sind. Bereits nach einem halbjährigen Übungsprozess können Sie höchstwahrscheinlich erstaunliche Fortschritte verzeichnen.

Wichtig ist allerdings, dass Sie sich kleine, nicht überfordernde Übungsaufgaben stellen, um das Erlernte praktisch umzusetzen. Die Übungsaufgaben sollten leicht bewältigbar sein, damit Sie bald den Erfolg Ihrer Bemühungen erleben können.

Welche Schritte konkret vor Ihnen liegen, können Sie den einzelnen, Sie betreffenden Kapiteln entnehmen.

Ganz wichtig in diesem Prozess: *Belohnen Sie sich!* Wenn Sie einen weiteren Schritt geschafft haben, seien Sie sich selbst ein guter Vater, eine gute Mutter, indem Sie Ihren Erfolg wirklich würdigen. Auch hier empfiehlt sich der Austausch in der »Mini-AG«. Manche schreiben sich ihre Erfolge auf, andere belohnen sich durch einen Saunabesuch oder Ähnliches. Der Nächste hat eine kleine Kasse, in die er kleine Beträge einzahlt, um sich dann einen größeren Wunsch zu erfüllen. Wie sähe Ihre Belohnung aus?

Die Selbstbelohnung ist deswegen ein gutes Instrument, weil Sie dadurch in sich den Wunsch nach weiteren positiven Schritten hervorrufen. Sie motivieren sich selbst. Und viele kleine Schritte in die richtige Richtung bringen Sie automatisch an Ihr Ziel.

Ich möchte Ihnen noch einen letzten Punkt ans Herz legen: *Hören Sie auf, Ihren Partner/Ihre Partnerin zu missionieren!*

Bedenken Sie, dass Veränderung nur aus unserem eigenen Verlangen entstehen kann. Über das Verhalten anderer Menschen, auch jener, die uns nahestehen, haben wir letztendlich keine Macht. Vielmehr inspirieren wir sie durch unser eigenes Beispiel.

Das kann man in der Kindererziehung gut beobachten: Kinder praktizieren nicht das, was die Eltern ihnen sagen, sondern das, was die Eltern selbst leben.

Wenn Sie neuen Wind in Ihre Beziehung bringen, wird in den meisten Fällen der Partner nachziehen, und zwar ganz ohne Ihr Zutun. Und jeder Tag, an dem Sie mit sich selbst mehr im Reinen sind, ist auch ein Tag, an dem sich Ihre Beziehungsqualität verbessert.

Investieren Sie regelmäßig in Ihre Beziehung und genießen Sie dadurch täglich mehr den Profit einer tragenden Beziehungsstruktur.

Stellen Sie sich vor, Sie können im Alter auf Ihr Leben zurückblicken und können sagen: Ich habe durch meine Beziehung gelernt, wie es sich anfühlt, mich selbst und eine andere Person wirklich zu lieben! Ich konnte meine Kinder durch mein Vorbild inspirieren, dem Wert einer Paarbeziehung zu vertrauen und sich selbst eine konstruktive aufzubauen.

Und stellen Sie sich vor, Sie blicken im Alter auf Ihr Leben zurück und können sagen: Ich habe etwas über das Mysterium der Liebe verstanden!

Es ist möglich – auch für Sie!

Ich gratuliere Ihnen schon jetzt zu Ihrem Erfolg!

Zusammenfassung

In einer guten Paarbeziehung zu leben, stellt einen sehr hohen Wert dar! Sie aufzubauen, erfordert einiges an regelmäßiger Investition.
Eine gute Paarbeziehung ist die Folge einer eigenen inneren Haltung, die tägliches Training erfordert. Aber nur am Anfang fühlt sich dieses Training schwer an, denn schon nach kurzer Zeit überwiegt der Profit in Form von Qualitätssteigerung und Freude. Da die Alternative, nichts zu tun, einen sehr hohen Preis kostet, lohnt es sich auf jeden Fall, in sich selbst und die eigene Beziehung zu investieren.
Werden Sie zum Beziehungsexperten – fangen Sie heute an!

Fragebogen für Paare

Im Folgenden finden Sie Fragen zu den heiklen Themenbereichen jeder Paarbeziehung. Wie ich in meiner Beratungspraxis erfahren habe, stellt die gemeinsame Arbeit mit diesem Fragebogen für viele Paare eine große Herausforderung dar. Gleichzeitig bietet er aber die Chance, aus festgefahrenen Konflikten – die manchmal schon seit Jahren schwelen – wieder in konstruktive Fahrwasser zu wechseln. Wenn es Ihnen gelingt, sich über die Fragen in einer Haltung von echtem Interesse und Wertschätzung für den anderen auszutauschen, bringen Sie damit neuen Wert, Offenheit, Intensität, Bewegung und geistige Entwicklung in Ihre Beziehung zurück.

Vielleicht ist es für Sie eine Hilfe, einen für Sie beide vertrauenswürdigen Freund hinzuzuziehen, der sie bei der Arbeit mit den Fragen unterstützt.

Wenn Sie sich entscheiden, diesen Fragebogen als Paar zu nutzen, möchte ich Ihnen die folgende Vorgehensweise empfehlen: Bearbeiten Sie grundsätzlich nur einen der fünf Themenkomplexe.

Sie werden durch den Fragebogen keine »Instant-Antwort« auf Ihre Beziehungssituation erhalten. Er möchte Sie vielmehr zu einem Beziehungsprozess anregen. Deswegen ist es nützlich, wenn Sie und Ihr Partner/Ihre Partnerin die einzelnen Themenkomplexe getrennt beantworten und sich anschließend austauschen. Nehmen Sie sich einmal in der Woche eine Stunde Zeit dafür, nicht länger, so erhöhen Sie den Profit für Ihre Partnerschaft. Haben Sie ein wachsames Auge auf Ihre Tendenz, eigenes Verhalten zu idealisieren und die unangenehmen Aspekte »sicherheitshalber« auf Ihre/n Partner/in zu projizieren.

Begrenzen Sie auch die Zeiten, in denen Sie miteinander über Ihre Ergebnisse sprechen. Für mich hat es sich immer wieder bestätigt, dass Paargespräche ergiebiger werden, die sich im Rahmen von maximal einer Stunde bewegen. Schaffen Sie für Ihren Paardialog eine gute Atmosphäre und vor allem eine konstruktive emotionale Ausrichtung. Schließen Sie einen inneren Vertrag mit sich selbst: *Ich verzichte auf Opferspiele und Kränkung und lerne, in dieser Stunde ehrlich zu sprechen und zuzuhören.*

Die Fragen über Eros und Sexualität sind bei den meisten Paaren problembesetzt. Sie brauchen deshalb einen besonders liebevollen Umgang und sollten nicht zu Anfang beantwortet werden.

Wenn Sie bei sich die Tendenz beobachten, Fragen neutral, also mit »0« zu beantworten, dann hinterfragen Sie Ihre Bereitschaft, sich festzulegen. Es gibt viele Fragen, die von Ihnen Einfühlung in Ihren Partner verlangen. Nehmen Sie die Herausforderung an, denn nur dann erhalten Sie einen realistischen Aufschluss darüber, wie gut sich Ihre innere Frau in Ihre/n Partner/in einfühlen kann. Nehmen Sie sich Zeit für Ihre Antworten, Sie investieren diese in einen guten Prozess, und der Profit wird Ihrer Investition entsprechen.

Ich wünsche Ihnen einen intensiven, gewinnbringenden Austausch mit Ihrem Partner/Ihrer Partnerin.

Grundsätzliche Fragen zur Beziehung

	-3	-2	-1	0	+1	+2	+3
1. Ich bin verheiratet.							
• Wenn ja: Warum haben Sie geheiratet? • Wenn nein: Was hat Sie bisher daran gehindert?							
2. Ich würde meinen Partner/ meine Partnerin erneut heiraten.	❑	❑	❑	❑	❑	❑	❑
• Wenn Sie diese Frage negativ beantwortet haben: Warum nicht mehr? • Wenn Sie diese Frage positiv beantwortet haben: Warum?							
3. Ich vermute, mein Partner/ meine Partnerin würde die Frage 2 folgendermaßen beantworten:	❑	❑	❑	❑	❑	❑	❑
4. Wir leben in einer gemeinsamen Wohnung.							
• Wenn nein: Warum nicht?							
5. Es gibt zusätzliche äußere Konflikte, die unsere Beziehung belasten (Krankheiten, Abtreibungen, Außenbeziehungen, Arbeitslosigkeit, Schulden, Sonstiges).							
• Wenn ja: Wie gehen Sie als Paar mit ihnen um?							
6. In meiner Beziehung gibt es starke und tragende Bereiche.	❑	❑	❑	❑	❑	❑	❑
• Wenn Sie diese Frage negativ beantwortet haben: Wie erklären Sie sich das? • Wenn Sie diese Frage positiv beantwortet haben: Welche?							
7. Ich vermute, mein Partner/ meine Partnerin würde die Frage 6 folgendermaßen beantworten:	❑	❑	❑	❑	❑	❑	❑

Fragen zur Beziehungsbasis

	-3	-2	-1	0	+1	+2	+3
1. Unsere Partnerschaft basiert auf den folgenden Werten:							
Wahrhaftigkeit	❑	❑	❑	❑	❑	❑	❑
Vertrauen	❑	❑	❑	❑	❑	❑	❑
Treue	❑	❑	❑	❑	❑	❑	❑
Zärtlichkeit	❑	❑	❑	❑	❑	❑	❑
viel gemeinsam verbrachte Zeit	❑	❑	❑	❑	❑	❑	❑
sonstige	❑	❑	❑	❑	❑	❑	❑
2. Ich bringe davon besonders in die Beziehung ein:							
1. ...	❑	❑	❑	❑	❑	❑	❑
2. ...	❑	❑	❑	❑	❑	❑	❑
3. ...	❑	❑	❑	❑	❑	❑	❑
4. ...	❑	❑	❑	❑	❑	❑	❑
5. ...	❑	❑	❑	❑	❑	❑	❑
6. ...	❑	❑	❑	❑	❑	❑	❑
7. ...	❑	❑	❑	❑	❑	❑	❑
8. ...	❑	❑	❑	❑	❑	❑	❑
9. ...	❑	❑	❑	❑	❑	❑	❑

-3 bedeutet: stimmt überhaupt nicht
+3 bedeutet: stimmt hundertprozentig
0 bedeutet: weder noch

	-3	-2	-1	0	+1	+2	+3
3. Mein Partner/meine Partnerin sieht und anerkennt das.	❑	❑	❑	❑	❑	❑	❑
• Wenn Sie diese Frage negativ beantwortet haben: Wie erklären Sie sich das?							
4. Ich denke, mein Partner/meine Partnerin bringt diese und darüber hinaus folgende Werte in die Partnerschaft ein:							
1. …	❑	❑	❑	❑	❑	❑	❑
2. …	❑	❑	❑	❑	❑	❑	❑
3. …	❑	❑	❑	❑	❑	❑	❑
4. …	❑	❑	❑	❑	❑	❑	❑
5. …	❑	❑	❑	❑	❑	❑	❑
6. …	❑	❑	❑	❑	❑	❑	❑
7. …	❑	❑	❑	❑	❑	❑	❑
8. …	❑	❑	❑	❑	❑	❑	❑
9. …	❑	❑	❑	❑	❑	❑	❑
5. Mein Partner/meine Partnerin fühlt sich dabei von mir gesehen und anerkannt.	❑	❑	❑	❑	❑	❑	❑
• Wenn Sie diese Frage negativ beantwortet haben: Wie erklären Sie sich das?							
6. Bestimmte Teile meines Wesens halte ich aus der Beziehung heraus.	❑	❑	❑	❑	❑	❑	❑
• Wenn Sie diese Frage positiv beantwortet haben: Was ist dafür Ihre Motivation?							
7. Ich denke, mein Partner/meine Partnerin hält Teile seines/ihres Wesens aus der Beziehung heraus.	❑	❑	❑	❑	❑	❑	❑

	-3	-2	-1	0	+1	+2	+3
• Wenn Sie diese Frage positiv beantwortet haben: Wie erklären Sie sich das?							
8. Zu Beginn der Beziehung haben mir die folgenden Wesenszüge an meinem Partner/meiner Partnerin besonders gefallen:							
1. ...							
2. ...							
3. ...							
4. ...							
9. Heute erkenne ich diese Wesenszüge meines Partners/ meiner Partnerin noch deutlich:							
1. ...							
2. ...							
3. ...							
4. ...							
• Wenn Ihnen die Antwort schwergefallen ist, wie erklären Sie sich das? • Wenn Sie bei dieser Frage keine Probleme hatten: Wann haben Sie Ihrem Partner/Ihrer Partnerin das letzte Mal eine Rückmeldung für diese Wesenszüge gegeben?							
10. Ich glaube, meinem Partner/meiner Partnerin hat an mir besonders gefallen:							
1. ...							
2. ...							
3. ...							
4. ...							
• Wenn Sie diese Frage nicht beantworten können: Wie erklären Sie sich das?							

	-3	-2	-1	0	+1	+2	+3
11. Mein Partner/meine Partnerin sieht und wertschätzt diese Qualitäten heute noch an mir:							
1. ...							
2. ...							
3. ...							
4. ...							
• Wenn Sie diese Frage schwer beantworten konnten: Wie erklären Sie sich das? • Wenn Sie diese Frage leicht beantworten konnten: Wie gehen Sie mit dieser Wertschätzung um?							
12. Etwas stört mich wirklich an meinem Partner/meiner Partnerin und ich habe bis heute nie den Mut gefunden, es anzusprechen.							
• Wenn ja: Was ist es? • Worauf führen Sie Ihre Mutlosigkeit zurück? • Wissen Sie, wie Sie Ihren Partner/Ihre Partnerin diese Ablehnung auf unterschwellige Weise spüren lassen?							

Fragen zu Ihrem Umgang mit Konflikten

	-3	-2	-1	0	+1	+2	+3
1. Unsere Art, miteinander zu streiten, ist beziehungsförderlich.	❑	❑	❑	❑	❑	❑	❑
• Wenn Sie diese Frage negativ beantwortet haben: Worauf führen Sie das zurück? • Wenn Sie diese Frage positiv beantwortet haben: Worauf führen Sie das zurück?							
2. In unserer Beziehung tauchen die folgenden Hauptkonflikte immer wieder auf:							

	-3	-2	-1	0	+1	+2	+3
1. ...							
2. ...							
3. ...							
4. ...							
3. Ich gehe mit ihnen folgendermaßen um:							
Ignorieren							
Projizieren							
Ansprechen							
Verdrängen							
Totschweigen							
Eskalieren							
Sonstiges							
4. Meine Hauptbefürchtung/Hauptangst in Konfliktsituationen ist:							
5. Mit den folgenden Strategien konnte ich bisher erfolgreich Konflikte lösen, zum Beispiel: Ehrlichkeit; Zugewandtheit; Fähigkeit, die Vergangenheit loszulassen; Fähigkeit, eigene Anteile zugeben zu können; Sonstiges.							
1. ...							
2. ...							
3. ...							
6. Mein Partner/meine Partnerin bringt die folgenden konstruktiven Qualitäten bei Konflikten ein:							
1. ...							

	-3	-2	-1	0	+1	+2	+3
2. ...							
3. ...							
7. Meine folgenden Charakterzüge verhindern Konfliktlösungen: Trotz; Machtspiele; gekränkter Rückzug; Schuldzuweisungen an meinen Partner/meine Partnerin; Unbeherrschtheit; Sonstiges.							
1. ...							
2. ...							
3. ...							
8. Ich denke, die folgenden Charakterzüge meine/r/s Partner/s/in verhindern Konfliktlösungen (Trotz, Machtspiele, gekränkter Rückzug, Schuldzuweisungen an meine/n Partner/in, Unbeherrschtheit, Sonstiges)							
1. ...							
2. ...							
3. ...							
9. Wenn ich bei einem Konflikt im Unrecht bin,							
denke ich heimlich: ...							
sage ich: ...							
fühle ich mich: ...							
bringe ich in meiner Handlung zum Ausdruck: ...							
10. Wenn ich denke, mein Partner/meine Partnerin ist eindeutig im Unrecht,							
denke ich heimlich: ...							
sage ich: ...							

	-3	-2	-1	0	+1	+2	+3
fühle ich mich: ...							
bringe ich in meiner Handlung zum Ausdruck: ...							
11. Wenn ich unrecht habe, wünsche ich mir, dass mein Partner/ meine Partnerin folgendermaßen damit umgeht: ...							
12. Paarkonflikte werden durch mich verursacht.	❑	❑	❑	❑	❑	❑	❑
13. Paarkonflikte werden durch meinen Partner/meine Partnerin verursacht.	❑	❑	❑	❑	❑	❑	❑
14. Die folgenden drei Dinge sollte mein Partner/meine Partnerin verändern, um unsere Beziehung zu verbessern:							
1. ...							
2. ...							
3. ...							
15. Ich habe bereits versucht, auf diese Dinge Einfluss zu nehmen.	❑	❑	❑	❑	❑	❑	❑
• Wenn Sie diese Frage positiv beantwortet haben: Wie? Wie hat Ihr Partner/Ihre Partnerin darauf reagiert? • Wenn Sie diese Frage negativ beantwortet haben: Was hat Sie daran gehindert?							
16. Die folgenden drei Dinge sollte ich verändern, um unsere Beziehung zu verbessern:							
1. ...							
2. ...							
3. ...							
17. Was haben Sie bereits unternommen, um sich in diesen Punkten zu verändern?	❑	❑	❑	❑	❑	❑	❑

	-3	-2	-1	0	+1	+2	+3
18. Fühlen Sie sich in Ihren Bemühungen von Ihrem Partner/Ihrer Partnerin gesehen?	❑	❑	❑	❑	❑	❑	❑
• Wenn Sie diese Frage negativ beantwortet haben: Was hat dies für eine Wirkung? • Wenn Sie diese Frage positiv beantwortet haben: Was hat dies für eine Wirkung?							
19. Es gibt etwas, was ich meinem Partner/meiner Partnerin nicht verzeihen will/kann.	❑	❑	❑	❑	❑	❑	❑
• Wenn ja: Aus welchen Gründen konnten Sie nicht verzeihen? • Was fehlt heute noch, um diesen Schritt tun zu können?							
20. Es gibt etwas, was ich mir selbst nicht verzeihen kann/will.	❑	❑	❑	❑	❑	❑	❑
• Wenn ja: Haben Sie mit Ihrem Partner/Ihrer Partnerin darüber gesprochen?							
21. Ich vermute, mein Partner/meine Partnerin hat mir bisher nicht verziehen, dass ...							
• Warum glauben Sie, dass das so ist?							

Der Themenbereich Geben und Nehmen

	-3	-2	-1	0	+1	+2	+3
1. Von meine/r/m Partner/in brauche ich wirklich:							
1. ...							
2. ...							
3. ...							

	-3	-2	-1	0	+1	+2	+3
2. Ich meine, mein Partner/meine Partnerin braucht von mir wirklich:							
1. ...							
2. ...							
3. ...							
3. Ich bekomme in meiner Beziehung, was ich brauche.	❑	❑	❑	❑	❑	❑	❑
• Wenn Sie diese Frage positiv beantwortet haben: Drücken Sie Ihrem Partner/Ihrer Partnerin Ihre Zufriedenheit darüber aus? • Wenn Sie diese Frage negativ beantwortet haben: Worauf führen Sie das zurück?							
4. Ich vermute, mein Partner/meine Partnerin bekommt von mir, was er/sie braucht.	❑	❑	❑	❑	❑	❑	❑
• Wenn Sie diese Frage positiv beantwortet haben: Drückt Ihr Partner/Ihre Partnerin seine/ihre Zufriedenheit darüber aus? • Wenn Sie diese Frage negativ beantwortet haben: Worauf führen Sie das zurück?							
5. Wenn ich meinen Partner/meine Partnerin um etwas bitte und eine ablehnende Reaktion erhalte, gehe ich folgendermaßen damit um: ...							
6. Wenn mein Partner/meine Partnerin mich um etwas bittet und ich möchte es eigentlich ablehnen, gehe ich folgendermaßen damit um: ...							
7. Ich anerkenne die Unterstützung, die mein Partner/meine Partnerin mir gibt.	❑	❑	❑	❑	❑	❑	❑
• Wenn Sie diese Frage negativ beantwortet haben: Worauf führen Sie das zurück?							
8. Mein Partner/meine Partnerin anerkennt die Unterstützung, die ich ihm/ihr gebe.	❑	❑	❑	❑	❑	❑	❑

	-3	-2	-1	0	+1	+2	+3
• Wenn Sie diese Frage negativ beantwortet haben: Worauf führen Sie das zurück?							
9. Eine gute Paarbeziehung darf auch Aspekte der Abhängigkeit enthalten.	❑	❑	❑	❑	❑	❑	❑
10. Ich selbst erlebe mich in den folgenden Punkten von meinem Partner/meiner Partnerin abhängig: Alltagsorganisation, Finanzen, Anerkennung, Bedürfnis nach Zuwendung, Sexualität, Sonstiges.							
1. ...							
2. ...							
3. ...							
11. Meinen Partner/meine Partnerin erlebe ich in den folgenden Bereichen von mir abhängig:							
1. ...							
2. ...							
3. ...							
12. Ich unterscheide zwischen »Abhängigkeit« und »Unterstützung annehmen«.	❑	❑	❑	❑	❑	❑	❑
13. Mit bedürftigen oder abhängigen Aspekten von mir selbst gehe ich folgendermaßen um:							
14. Mit bedürftigen oder abhängigen Aspekten meines Partners/meiner Partnerin gehe ich folgendermaßen um:							
15. Wir haben schon über das Thema »Abhängigkeit« gesprochen.	❑	❑	❑	❑	❑	❑	❑
• Wenn Sie diese Frage negativ beantwortet haben: Warum nicht?							

Fragen zu Ihrer erotischen Beziehung und zu Ihrer Sexualität

	-3	-2	-1	0	+1	+2	+3
1. Ich empfinde mich selbst als erotisch und attraktiv.	❑	❑	❑	❑	❑	❑	❑
• Wenn Sie diese Frage negativ beantwortet haben: Warum nicht? Wie gehen Sie mit Ihrem schlechten Selbstbild um?							
2. Mein Partner/meine Partnerin beschreibt mich als erotisch und attraktiv.	❑	❑	❑	❑	❑	❑	❑
• Wenn Sie diese Frage negativ beantwortet haben: Was denken Sie, woran das liegt?							
3. Ich empfinde meinen Partner/ meine Partnerin als erotisch und attraktiv.	❑	❑	❑	❑	❑	❑	❑
• Wenn Sie diese Frage negativ beantwortet haben: Warum nicht? Was meinen Sie, wie sich diese Gefühle auf das Selbstbild Ihres Partners/Ihrer Partnerin auswirken?							
4. Ich glaube, mein Partner/ meine Partnerin erlebt sich selbst als erotisch und attraktiv.	❑	❑	❑	❑	❑	❑	❑
• Wenn Sie diese Frage negativ beantwortet haben: Was meinen Sie, woran das liegt?							
5. Ich mache meinem Partner/ meiner Partnerin häufig Komplimente.	❑	❑	❑	❑	❑	❑	❑
• Wenn Sie diese Frage negativ beantwortet haben: Warum nicht?							
6. Wir sind auch zärtlich miteinander, ohne dass es zu sexuellem Verkehr kommt.	❑	❑	❑	❑	❑	❑	❑
• Wenn Sie diese Frage negativ beantwortet haben: Wie fühlen Sie sich damit?							

	-3	-2	-1	0	+1	+2	+3
7. Meine Wünsche nach Zärtlichkeit decken sich mit denen meines Partners/ meiner Partnerin.	❑	❑	❑	❑	❑	❑	❑
• Wenn Sie diese Frage negativ beantwortet haben: Wie gehen Sie mit den unterschiedlichen Bedürfnissen um?							
8. Der Wunsch nach Zärtlichkeit geht mehr von mir aus.	❑	❑	❑	❑	❑	❑	❑
• Wie fühlen Sie sich mit Ihrer Antwort?							
9. Unsere sexuelle Beziehung ist befriedigend.	❑	❑	❑	❑	❑	❑	❑
• Wenn Sie diese Frage positiv beantwortet haben: Was gefällt Ihnen gut? • Wenn Sie diese Frage negativ beantwortet haben: Was fehlt Ihnen?							
10. Ich glaube, mein Partner/ meine Partnerin erlebt unsere sexuelle Beziehung als befriedigend.	❑	❑	❑	❑	❑	❑	❑
• Wenn Sie diese Frage positiv beantwortet haben: Was meinen Sie, gefällt ihm/ihr gut? • Wenn Sie diese Frage negativ beantwortet haben: Was meinen Sie, fehlt ihm/ihr?							
11. Ich bin mit der Häufigkeit unseres sexuellen Zusammenseins zufrieden.	❑	❑	❑	❑	❑	❑	❑
• Wenn Sie diese Frage negativ beantwortet haben: Was meinen Sie, wo die Ursache für diesen Mangel liegt?							
12. Ich glaube, mein Partner/ meine Partnerin ist mit der Häufigkeit unseres sexuellen Zusammenseins zufrieden.	❑	❑	❑	❑	❑	❑	❑
• Wenn Sie diese Frage negativ beantwortet haben: Wie fühlen Sie sich damit?							

	-3	-2	-1	0	+1	+2	+3
13. Wir sprechen über unsere sexuellen Wünsche und unser Erleben.	❑	❑	❑	❑	❑	❑	❑
• Wenn Sie diese Frage negativ beantwortet haben: Was hindert Sie daran?							
14. Ich glaube, ich weiß, was meinen Partner/meine Partnerin sexuell befriedigt.	❑	❑	❑	❑	❑	❑	❑
• Wenn Sie diese Frage negativ beantwortet haben: Was hindert Sie daran, danach zu fragen?							
15. Ich halte mich für eine gute Liebhaberin/eine guten Liebhaber.	❑	❑	❑	❑	❑	❑	❑
• Wenn Sie diese Frage negativ beantwortet haben: Warum nicht?							
16. Mein Partner/meine Partnerin hält mich für eine gute Liebhaberin/einen guten Liebhaber.	❑	❑	❑	❑	❑	❑	❑
• Wenn Sie diese Frage negativ beantwortet haben: Warum nicht?							
17. In unserem sexuellen Beisammensein gibt es etwas, was ich gerne verändern möchte.	❑	❑	❑	❑	❑	❑	❑
• Wenn Sie diese Frage positiv beantwortet haben: Was hindert Sie daran, damit zu beginnen?							
18. Ich vermute, mein Partner/meine Partnerin möchte in unserem sexuellen Zusammensein gerne etwas verändern.	❑	❑	❑	❑	❑	❑	❑
• Wenn Sie diese Frage positiv beantwortet haben: Sind Sie bereit, darauf einzugehen? • Wenn nein: Warum nicht? • Wenn nein: Können Sie klar und liebevoll zu Ihrem Nein stehen?							

	-3	-2	-1	0	+1	+2	+3
19. Ich bevorzuge sexuelle Praktiken, von denen ich weiß, dass mein Partner/ meine Partnerin sie ablehnt.	❑	❑	❑	❑	❑	❑	❑

- Wenn ja: Wie fühlen Sie sich mit Ihrer Antwort?
- Wenn ja: Wie gehen Sie mit dem Nein Ihres Partners/ Ihrer Partnerin um?

Dank

Ich möchte meine Dankbarkeit Dr. Ralph Jordan ausdrücken, der mich mit dem Konzept innerer Bewusstseinsanteile vertraut machte. Genauso danke ich aber auch allen meinen Klienten und Klientinnen, weil sie mir in ihrem Prozess mit ihrer Ehrlichkeit und ihrem Mut zur Veränderung die Richtigkeit dieser Sichtweise gespiegelt und mir zu einer enormen Erfahrung verholfen haben. Meine Interviewpartner haben durch ihre absolute Wahrhaftigkeit dieses Buch bereichert. Anne Theissen hat mich unermüdlich in Rat und Tat beim Schreiben dieses Buches unterstützt, vielen Dank!

Im Kösel-Verlag hatte ich in Dagmar Olzog und Gerhard Plachta eine wunderbare Rückenstärkung, die mich mit ihren Rückmeldungen sehr inspiriert haben.

Zum Schluss möchte ich meinem Mann danken, denn der größte Teil meines wirklichen Wissens über Paarbeziehung ist durch unsere langjährige gelebte Praxis entstanden. Keine Weiterbildung könnte diesen Erfahrungsschatz ersetzen!

Literaturhinweise

Bauer, Joachim: Das Gedächtnis des Körpers. Wie Beziehungen und Lebensstile unsere Gene steuern, München: Piper 2006

Bauer, Joachim: Warum ich fühle, was du fühlst. Intuitive Kommunikation und das Geheimnis der Spiegelneurone, München: Heyne 2006

Dürr, Hans-Peter u.a. (Hrsg.): Elemente des Lebens. Naturwissenschaftliche Zugänge – Philosophische Positionen, Zug: Die Graue Edition 2000

Herbst, Jaya: Schon wieder ich! Über die Opferrolle und wie wir uns davon befreien, München: Kösel, 3. Aufl. 2006

Hüholdt, Jürgen: Wunderland des Lernens. Lernbiologie, Lernmethodik, Lerntechnik, Bochum: Jürgen Hüholdt, 10. Aufl. 1995

Jellouschek, Hans: Wie Partnerschaft gelingt – Spielregeln der Liebe. Beziehungskrisen sind Entwicklungschancen, Freiburg: Herder, 5. Aufl. 2006

Kutschera, Gundl: Sich wieder neu begehren. Neuer Schwung für Ihre Partnerschaft, München: Kösel, 2. Aufl. 2004

Moeller, Michael Lukas: Die Wahrheit beginnt zu zweit. Das Paar im Gespräch, Reinbek: Rowohlt-TB, Neuausg. 2005

Moeller, Michael Lukas: Wie die Liebe anfängt. Die ersten drei Minuten, Reinbek: Rowohlt-TB 2004

Pierrakos, Eva: Bereit sein zur Liebe. Das weibliche und männliche Prinzip und die Illusion der Getrenntheit. Das Pfadbuch für Beziehungen, Essen: Synthesis 1997

Pierrakos, Eva: Der Pfad der Wandlung, Essen: Synthesis 2004

Pierrakos, John C.: Core Energetik. Zentrum deiner Lebenskraft, Essen: Synthesis 1998

Wardetzki, Bärbel: Weiblicher Narzißmus. Der Hunger nach Anerkennung, München: Kösel, 18. Aufl. 2006